大医传承文库·名老中医经验传承系列

U0115702

张之文经验传承
——温病学说诊治疑难病

主　编　冯全生　吴文军　刘文平

全国百佳图书出版单位
中国中医药出版社
·北京·

图书在版编目（CIP）数据

张之文经验传承：温病学说诊治疑难病 / 冯全生，吴文军，刘文平主编 .—北京：中国中医药出版社，2024.1

（大医传承文库 . 名老中医经验传承系列）

ISBN 978-7-5132-7975-8

Ⅰ . ①张… Ⅱ . ①冯… ②吴… ③刘… Ⅲ . ①温病—中医临床—经验—中国—现代 Ⅳ . ① R249.7

中国版本图书馆 CIP 数据核字（2022）第 249614 号

中国中医药出版社出版

北京经济技术开发区科创十三街 31 号院二区 8 号楼

邮政编码　100176

传真　010－64405721

保定市中画美凯印刷有限公司印刷

各地新华书店经销

开本 710×1000　1/16　印张 10.25　字数 156 千字

2024 年 1 月第 1 版　2024 年 1 月第 1 次印刷

书号　ISBN 978-7-5132-7975-8

定价　49.00 元

网址　www.cptcm.com

服 务 热 线　010－64405510

购 书 热 线　010－89535836

维 权 打 假　010－64405753

微信服务号　**zgzyycbs**

微商城网址　**https://kdt.im/LIdUGr**

官 方 微 博　**http://e.weibo.com/cptcm**

天猫旗舰店网址　**https://zgzyycbs.tmall.com**

如有印装质量问题请与本社出版部联系（010－64405510）

《大医传承文库》
顾　问

顾　问（按姓氏笔画排序）

丁　樱	丁书文	马　骏	王　烈	王　琦	王小云	王永炎
王光辉	王庆国	王素梅	王晞星	王辉武	王道坤	王新陆
王毅刚	韦企平	尹常健	孔光一	艾儒棣	石印玉	石学敏
田金洲	田振国	田维柱	田德禄	白长川	冯建华	皮持衡
吕仁和	朱宗元	伍炳彩	全炳烈	危北海	刘大新	刘伟胜
刘茂才	刘尚义	刘宝厚	刘柏龄	刘铁军	刘瑞芬	刘嘉湘
刘德玉	刘燕池	米子良	孙申田	孙树椿	严世芸	杜怀棠
李　莹	李　培	李曰庆	李中宇	李世增	李立新	李佃贵
李济仁	李素卿	李景华	杨积武	杨霓芝	肖承悰	何立人
何成瑶	何晓晖	谷世喆	沈舒文	宋爱莉	张　震	张士卿
张大宁	张小萍	张之文	张发荣	张西俭	张伯礼	张鸣鹤
张学文	张炳厚	张晓云	张静生	陈彤云	陈学忠	陈绍宏
武维屏	范永升	林　兰	林　毅	尚德俊	罗　玲	罗才贵
周建华	周耀庭	郑卫琴	郑绍周	项　颗	赵学印	赵振昌
赵继福	胡天成	南　征	段亚亭	姜良铎	洪治平	姚乃礼
柴嵩岩	晁恩祥	钱　英	徐经世	高彦彬	高益民	郭志强
郭振武	郭恩绵	郭维琴	黄文政	黄永生	梅国强	曹玉山
崔述生	商宪敏	彭建中	韩明向	曾定伦	路志正	蔡　淦
臧福科	廖志峰	廖品正	熊大经	颜正华	禤国维	

总　前　言

　　名老中医经验是中华医药宝库里的璀璨明珠，必须要保护好、传承好、发扬好。做好名老中医的传承创新工作，就是对习近平总书记所提出的"传承精华，守正创新"的具体实践。国家重点研发计划"基于'道术结合'思路与多元融合方法的名老中医经验传承创新研究"项目（项目编号：2018YFC1704100）首次通过扎根理论、病例系列、队列研究以及数据挖掘等定性定量相结合的多元融合研究方法开展名老中医的全人研究，构建了名老中医道术传承研究新范式，有效地解决了此前传承名老中医经验时重术轻道、缺乏全面挖掘和传承的方法学体系和研究范式等问题，有利于全面传承名老中医的道术精华。

　　在项目组成员共同努力下，最终形成了系列专著成果。《名老中医传承学》致力于"方法学体系和范式"的构建，是该项目名老中医传承方法学代表作。本书首次提出了从"道"与"术"两方面来进行名老中医全人研究，并解析了道术的科学内涵；介绍了多元融合研究方法，阐述了研究实施中的要点，并列举了研究范例，为不同领域的传承工作提供范式与方法。期待未来更多名老中医的道术传承能够应用该书所提出的方法，使更多名老中医的道术全人精华得以总结并传承。本书除了应用于名老中医传承，对于相关领域的全人研究与传承也有参考借鉴作用。基于扎根理论、病例系列等多元研究方法，项目研究了包括国医大师、院士、全国名中医、全国师承指导老师等在内的136位全国名老中医的道与术，产出了多个系列专著。在"大医传承文库·对话名老中医系列"中，我们邀请名老中医讲述成才故事、深入解析名老中医道术形成过程，让读者体会大医精诚，与名老中医隔空对话，仿佛大师就在身边，领略不同大医风采。《走近国医》由课题组负责人、课题组骨干、室站骨干、研究生等组成的编写团队完成，阐述从事本研究工作中的心得体会，展现名老中医带给研究者本人的收获，以期从侧面展现名老中医的道术风采，并为中医科研工作者提供启示与思考。《全国名老中医效方名论》汇集了79位全国名老中医的效方验方名论，是每位名老中医擅治病种的集中体现，荟萃了名老中医本人的道术大成。"大医传承文库·疑难病名老中医经验集萃系列"荟萃了以下重大难治病种著作：《脑卒中全国名老中医治验集萃》《儿科病全国名老中医治验集萃》《慢性肾炎全国名老中医治验集萃》《慢性肾衰竭全国名老中医治验集萃》《2型糖尿病全国名老中医治验集萃》《慢性肝病全国名老中医治验集萃》《慢性阻塞性肺疾病全国名老中医治验集萃》《免疫性疾病全国名老中医治验集萃》《失眠全国名老中医治验集萃》《高血压全国名老中医治验集萃》《冠心病全国名老中医治验集萃》《溃疡性结肠炎全国名老中医治验集萃》《胃炎全国名老中医治验集萃》《肺癌全国名老中医治验集萃》《颈椎病全国名老中医治验集萃》。这些著作集中体现了名老中医擅治病种的精粹，既包括学术思想、学术观点、临证经验，又有典型病例及解读，可以从书中领略不同名老中医对于同一重大难治病的不同观点和经验。"大医传承文库·名老中医带教问答录系列"通过名老中医与带教弟子一问一答的形式，逐层递进，层层剖析名老中医诊疗思维。在师徒的一问一答中，常见问题和疑难问题均得以解析，读者如身临其境，深入领会名老中医临证思辨过程与解决实际问题的思路和方法，犹如跟师临证，印象深刻、领悟透彻。"大医传承文库·名老中医经验传承系列"在扎根理论、处方挖掘、典型病例等研究结果的基础上，生动还原了名老中医的全人道术，既包含名老中医学医及从医过程中的所思所想，突出其成才之路，充分展现了其学术思想形成的过程及临床诊疗专病的经验，又讲述了名老中医的医德医风等经典故事，总结其擅治病种的经验和典型医案。"大医传承文库·名老中医特色诊疗技术系列"展示了名老中医的特色诊法、推拿、针灸等特色诊疗技术。

以上各个系列的成果，期待为读者生动系统地了解名老中医的道术开辟新天地，并为名老中医传承事业做出一份贡献。

以上系列专著在大家协同、团结奋斗下终得以呈现，在此，感谢科技部重点研发计划的支持，并代表项目组向各位日夜呕心沥血的作者团队、出版社编辑人员一并致谢！

总主编　谷晓红
2023年3月

前　言

张之文（1937—），四川省大竹县人，成都中医药大学教授，是首届全国名中医，著名温病学家、温病学界泰斗，享受国务院政府特殊津贴专家。第二、三批全国老中医药专家学术经验继承工作指导老师，四川省名中医，四川省学术和技术带头人，博士后合作导师，荣获首届"四川省医疗卫生终身成就奖"、中华中医药学会"中医药学术发展成就奖"。参与创建中华中医药学会感染病分会，牵头创建四川省温病专业委员会。历任中华中医药学会感染病分会副主任委员、顾问，四川省中医药学会常务理事，四川省中医药学会温病专业委员会主任委员。耄耋之年仍每周出诊 2 次，医术精湛、医德高尚，深受患者及同行称赞。临床融通温病学派、伤寒学派、温疫学派等理论治疗重大疑难疾病，擅长治疗肺间质纤维化、咳嗽变异性哮喘、慢性阻塞性肺病、支气管扩张、顽固性失眠、难治性发热等。

本书是基于国家重点研发计划——基于"道术结合"思路与多元融合方法的名老中医经验传承创新研究（NO.2018YFC1704100）之课题四——西部地区名老中医学术观点、特色诊疗方法和重大疾病防治经验研究（NO.2018YFC1704104），围绕张之文教授道术传承展开系列研究的成果。本书分为上下两篇：上篇为大医之道，从精神境界和临证思维两个维度，解析了张之文教授的价值观念、思想品德、文化精神、学术渊源、思维方式和学术观点，展现了道层面的国医名师形象刻画；下篇为大医之术，从临证技法和验案评析两个维度，阐释了张之文教授治疗疑难病症的辨治方法、用药特点和核心方药，并精心遴选近 5 年的临床验案，塑造了术层面的国医名师形象。

本书的编写得到了张之文教授及其众位弟子的鼎力支持，大家临床跟诊、业余讨论、平时读书，长期地初心坚守为本书编写提供了丰富的素材，在此一并致谢！张之文教授的中医道术思想犹如一座高山，"入之愈深，其进愈难，而其见愈奇"，编者不揣固陋，尽心为之，请中医界的前辈、同仁以及广大读者提出宝贵意见，以便进一步修订完善。

本书编委会

2023 年 3 月

目　录

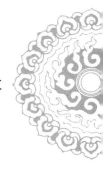

下篇　大医之术

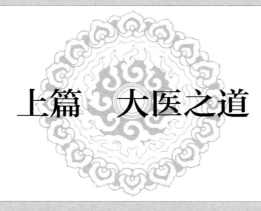

上篇　大医之道

第一章　精神境界

第一节　价值观念

一、与时俱进，恬静坦然

虽已年过八旬，生活中的张老与我们几无分别。智能手机、网络购物、软件打车、电脑办公、摄影修图……科技发展的产物都被张老有效地利用了起来，是个"新潮"的老中医。曾清晰地记得，我们跟诊完送他回家，正准备在路边招呼出租车，张老拿出手机说他要用一下打车软件。那个时候，我们这些年轻人多还没有开始在网上打车。

谈及一直不辍的门诊，张老打趣地说是不想跟社会脱节、不想跟很多人断了联系、不想大脑僵化……但其实，作为一个医术和医德俱佳的医生，想要继续发挥能量解决临床问题，才是张老始终坚持门诊的初心。

打麻将、摆龙门阵、集体出游……这些四川老年人的常见社交活动，在张老的生活中鲜少见到。读书、作诗、写字，才是张老的业余常态。笔者曾经非常好奇张老为何有如此惊人的记忆力，中医学的很多典籍随口就来，常常大段成诵，甚至能够说出很多文献的注解。"无他，但熟耳。"张老轻描淡写地说了一句。读书是学中医的基本功，坐得住、看得进、反复看，才能出口成章。诗是张老非常得意的作品。游览名胜、故交对谈、学生请教、亲人探访，都在他的诗歌作品中有所呈现。比如张老的《暑闲》："农家山月照，横枕近林泉。荷馥随风入，蛙声陪梦眠。清流畅余韵，幽谷诵奇篇。安得云天外，飘飘如鹤闲。"清幽雅致，引人神往。书法上，张老痴心二王，精研隶书，结字清静平和，意蕴悠远。

二、平和务实，如沐春风

"我的病能不能断根？"面对一个颇有名望的老中医，患者常常问出这种困惑。张老从两个方面解决患者的焦虑。一是耐心细致的诊疗。张老看病非常细致，常耐心地听完患者的描述，甚至还会复述一遍患者的症状让其确认。看舌、诊脉都细致精详，绝不草草看过。笔者曾经跟诊 3 年，见过张老看病的情景，在诊病阶段，特别是摸脉时常有空气静止的感觉，宁静肃穆，与诊室外异常喧闹的景象格格不入。二是坦诚务实。张老体会，患者来求医时抱着很大的期望，特别是对于有名望的医生，患者求医更加不易，期望更高，这就要求医生要理解患者，尽力为患者解除痛苦，不能以武断、专横的态度回答问题和对待患者。张老每次尽其所能安慰患者，即使认为这个病无法断根、痊愈，也会尽量提高他们的生活质量，不用语言和行动带给给患者二次伤害，设身处地为患者着想，进行"保护性"的治疗。

"放轻松一点。"劝告患者坦然面对疾病，生活中画粗线条，放轻松一些，疾病的问题应该交给专业的医生去处理。这是张老多年行医的信条。多年以后，张老的这句口头禅也成为笔者门诊的常用语。

"大家都不容易。"同理心是医德的具体呈现。只开对的药，不开贵的药，一直都是张老对我们的要求。这个要求的结果，从一位患者的采访中也可以体现："我觉得他（指张老）开的药，样数不多，剂量也不是很大，但吃了效果很好……我就把他开的每一样药都查了一下，感觉就像是为我量身定制的一样。""量身定制"不就是中医个体化诊疗的体现么！

三、授业传道，无私奉献

张老的职业生涯一直有两重身份，老师和医生。作为老师，他无私奉献，对于求教者不问出身，无论研究生、师承弟子或慕名而来的学生，均一视同仁，倾囊相授；喜欢与学生探讨学术问题，他认为教学相长，并且与学生探讨可以加强学生理解与学习中医的能力。作为医生，他仁心仁术，对生命怀敬畏之心，对提高医术矢志不渝，坚持践行"大医精诚"的使命与担当。

张老的外孙回忆张老对其的教导，曾这样说："外公常常教导我，医生是一个伟大却又平凡的职业，从医是出于对生命的尊重，因此对患者要有更多的尊重、理解和关怀。比如在临床当中，常常会有外地慕名而来的病患没有提前挂到号需要临时加号，即使当天已经超负荷工作，他仍然耐心倾听患者的病情，细研处方和细心医嘱。""伟大"与"平凡"就是张老对医者的基本定位。医生的职业是伟大的，医生的工作是平凡甚至琐碎的。只有心怀伟大使命，干好日常"琐碎"的工作，才能成为一个好医生。多年以后，这些价值观在张老的弟子中代代传承。

第二节　思想品德

一、淡泊名利，患者为先

张老曾接到很多私人诊所的邀约，均拒绝了。提及原因，张老说："外面老板考虑更多的是利益，就是收益，而你当医生只能单纯考虑给患者用药。这两者之间是矛盾的。""纯粹"是一个好医生的基本品质。张老常常教导我们，医生要把重心放在解决临床问题上，解决临床问题的能力越强，医生的价值就越高。

一个患者这样回顾张老的用药："张教授的药一般都是几十块钱一服，不是很贵，不像那种一开就是几百的、一大袋的药。张教授开药少但是效果好，看一下病不用花很多钱，对我们工薪阶层也承受得起。"

非必要，不接受媒体采访。平时常有各类媒体希望能够采访张老，他总是拒绝，不愿意抛头露脸，只想平静地生活，晚年用自己的专业为患者服务，发挥一点点余热。但在疫情面前，他一马当先。2003 年，严重急性呼吸综合征（SARS）流行，张老作为四川省中医药防治 SARS 的首席专家，参与四川省中医药防治 SARS 方案的起草与修订，并接受新华社、四川卫视等多家媒体专访。新型冠状病毒感染（COVID-19）疫情期间，张老不但亲自参与了四川省新冠肺炎中医药方案制定，还参加了成都中医药大学"中医药＋互联网"公益抗击疫情行动、"学校与北美校友新冠肺炎疫情防控在线交流会"等，撰写的建议书被中央办公厅信息综合室单篇采用，并在中国中医药报发表专栏文章——"传承瘟疫学理论，构建中医疫病防治新体系"，接受四川省各电视台专访。为了防控疫情，"老骥伏枥，志在千里"，张老用行动生动诠释了一位名老中医的使命担当。

二、和蔼可亲，耐心细致

"张老师会不会很严厉？"笔者曾经在跟诊前怯生生地询问师兄。"你到了就知道了。"师兄莞尔一笑。那日下午一点半，我们一群后学到张老家门口去接他，准时出场的张老一头白发，挂着拐杖，笑着跟大家问好。接棒师兄，准备长期跟诊的笔者给张老鞠了一躬，言语紧张地介绍了自己，张老一句"欢迎你"正式开启了笔者跟诊学习之路。

耐心是一个老师对学生最大的教育。认真听完学生的提问，仔细回答学生的问题，你可能觉得是老师的责任。如果把这些行为放在一位耄耋之年、门诊过后的老中医身上，就不是那么容易。面对临床琐碎，始终保持耐心是张老师多年的一贯作风。这样的优秀品质得到了患者的积极回馈，很多老患者追随张老，提及张老常赞不绝口。

三、治学谦虚，为人谦逊

"读书明理，好学虚心。"温病名家王孟英的这句名言也是张老的座右铭。张老治学谦虚，好读书、爱读书、精读书。不因自身学术成就懒于学习，而是谦虚仔细阅读各类典籍，认真学习。"闲不下来，一有时间就是读书学习。"张老的老伴曾经这样评价张老。张老著作等身，桃李满天下，但是他把很多的事情看得很淡，他不觉得"首届全国名中医"这些荣誉很重要，各种头衔他从来都没有提过，始终保持谦虚的态度。

第三节　文化精神

一、初心不改，坚持信念

张老在中医领域的成就离不开他对从医初心的坚守。一辈子对中医的热爱，令张老一直坚持将中医做下去，将中医文化传承下去。

"坚持扎根中医"是张老对后辈学子的谆谆教导。"传承精华，守正创新"是这个时代中医药事业发展的主题。传承守正是根本，创新发展是未来。面对年轻中医的迷惘，张老常用自己的人生经历勉励大家坚守初心，趁着年轻，把中医经典的著作能读的都读了、该掌握的都掌握了，学有余力再进行创新发展，要把自己的根深深地扎进中医学的土壤中。张老常用王安石《游褒禅山记》的名句激励后辈："入之愈深，其进愈难，而其见愈奇。"

在临床中，张老虽已经年逾八旬，但每次门诊仍然兢兢业业，总是耐心询问患者的症状及服药后的变化，认真思索处方用药。门诊上有些患者的四川口音很重，加之张老听力不好，遇到这种情况，张老总是不急不躁，反复地询问和确认，力求问诊准确，辨证得当。这在一定程度上保证了张老临床疗效斐然，值得我们后辈学习。

二、从容乐观，处变不惊

张老始终以平静从容、淡然乐观的态度面对生活与工作。在面对疫情时，张老保持一贯乐观自信的态度。一方面，以乐观自信但严谨的态度正视疫情；另一方面，主动分享抗疫经验，沉着应对，发扬了处变不惊、镇定冷静的大家风范。

清晰地记得新型冠状病毒感染疫情发生后从都江堰接张老去四川省中医药管理局开会的时候，同车出行，张老当时就跟我们讲，这个疫情目前看来形势不容乐观，但是一定会好起来的。然后，他给我们分享了自己在SARS、人感染猪链球菌病、流感、灾后防疫等过程中一些思考和做法。似乎遇到所有这些事，张老都是保持这种从容乐观、处变不惊的态度。

三、严于律己，克己修身

张老在思想、生活、学术等方面时刻以严于律己的精神要求自己。

举个笔者跟诊的体会，在笔者 3 年多的跟诊时间里，张老门诊从来都没有迟到过。每次我去接他，他都很准时地来了，不用提前叫他，也不担心他因为各种事情耽误，他会提前把很多事情都安排好。

张老素以学术严谨著称，笔者跟张老师门诊之后，就更喜欢阅读和背诵中医古籍。张老对叶天士的研究很多，叶天士《温热论》有句话谈到斑疹的预后说"易见而不易多见"，我是这样背的，张老听到了马上纠正："易见而不易见多。"时至今日，每次想起这样的场景，我都对张老感佩不已。

第二章　临证思维

第一节　学术渊源

一、院校培养

张老是成都中医学院（现成都中医药大学）第二届毕业生。成都中医学院是与北京中医学院、上海中医学院、广州中医学院三所一起建校的"老四所"之一。张老回忆，建校之初，条件非常艰苦，学校甚至还不如一个小学的规模。当时，毛主席发出了"中国医药学是一个伟大的宝库，应当努力发掘，加以提高"的口号，中医院校和师范院校的学生能够享受全额的助学金，包吃包住，甚至还有"零花钱"。建校之初的成都中医学院，汇集了由一众名医组成的一流师资，如李斯炽、邓绍先、吴棹仙、彭履祥、胡伯安、宋鹭冰等，张老正是在这样的环境中在院校的培养下成长起来的。

二、榜样力量

张老刚参加工作时，曾参加农村巡回医疗队，在队伍中结识了许多良师益友。他们丰厚的学术经验、高尚的医风医德，对张老后续的学习工作产生了重要影响。

比如，张老曾深情回忆："1965年，我参加工作后，到了农村巡回医疗队，当时吴老（指吴棹仙）担任队长，我们朝夕相处半年之久，还有宋鹭冰老师、胡伯安老师，他们丰富的学术经验、高尚的品德、全心全意为人民服务的医风医德，对我有很大的影响。在整个学习的过程中，各位老师的教育，榜样的力量，影响我走到今天。"这成为张老勇毅前行的力量源泉。

三、博学笃行

张老重视中医经典的传承与创新。他认为，一方面应将中医经典传承发扬，另一方面要在经典的基础上守正创新。同时，张老重视经典与临床的结合，常在门诊上与后生学子进行临床案例研讨，以全面深刻地理解经典内涵，更好地为临床诊疗服务。

张老认为经典有其权威性和典范性，历代有所成就的医家都熟读经典，后辈学子更当如此。传承的目的是为了应用创新，学习经典，除了背诵外，一定要理论联系实际，在实践中去领悟，不可浅浅读过。

四、工善诗词

张老擅长书法和诗词。张老爱写诗受到其老师的影响。张老多次提到老一辈的中医，比如吴棹仙先生的诗词功底就很好，对他启发很大。诗歌在中国文化的历史中源远流长，形式多样，内容丰富。诗词与中医药的交融是文化碰撞、交流的结果，展现出古人的智慧与文化的魅力，很多医家把自己对疾病的感受和治疗写入了诗，诗歌中蕴含了大量的关于医药学的知识，体现中医药情结的事例不胜枚举。比如张老的《诊余》："诊罢心潮难入寐，凄声楚影往来呈。思君欺我情无尽，医海谋方赍夜征。"

五、融汇各派

张老认为，从现有温病学的资料来看，温病学中存在四大学派，即核心学派、伤寒学派、温疫学派和兼容学派。这四个学派虽然在观点上存在纷争，但都是针对同一对象，即温病，及其研究的成果。因此，张老倡导将四大学派相互借鉴和补充，以充实和完善现有温病学内涵。

第二节 思维方式

一、从容含玩，沉潜往复

张老将严谨的治学态度与思维方式应用于教学和临床当中。张老讲课非常严谨，他对温病医家的姓名、字号、籍贯，甚至于父母兄弟关系等，都能够用很平缓的语气娓娓道来，学术思想等学术内容更是如数家珍。"记忆力好"是跟过张老门诊，或者听过张老讲课学生的共同感受。笔者曾经就此请教张老，得到的答复是"好记性不如烂笔头"，呈现于外的好记忆是张老多年秉烛夜读、刻苦记诵的结果。

二、他山之石，可以攻玉

张老的思想与治病经验的形成来源于对中医名家的学习，从名家经验受到思想启迪，并以此为基点深入思考，形成自己的治疗理论。比如汲取温病学"急症急攻，勿拘结粪""主客交""络虚宜通补""三焦气化"等思想，创新性地从"主客交"论治肝纤维化，从"三焦气化"论治慢阻肺，从"肺痹"论治咳嗽变异性哮喘，从"络脉"论治肺纤维化，从"奇经八脉"调治慢性阻塞性肺病，从"内痈"论治支气管扩张等，更新了此类内伤疑难病症的诊治思路，极大地提高了临床疗效。

三、多维共用，融会贯通

张老临床用方不仅限于方剂功效主治及名家应用经验，还从药物功效角度反向理解方剂。比如杏苏散，通常认为用于治疗凉燥咳嗽者，吴鞠通认为其"减小青龙汤一等"，似乎比小青龙汤力量弱一点。张老常用该方治疗咳嗽变异性哮喘，特别适用于患者胃肠道功能不好的情况，因为主药苏叶具有和胃止呕的作用。

第三节　学术观点

一、传承发展温疫理论精华

（一）温疫学说概要

1. 温疫学与温疫学派

张老认为，明代医家吴又可所著的《温疫论》代表着温疫学派初起阶段的学术成就。承继吴氏的影响，涌现出了一批以《温疫论》为蓝本增删订制的温疫学著作，极大地推动了疫病学的发展。比如戴天章的《瘟疫明辨》、陆九芝的《广温热论》、何廉臣的《重订广温热论》，均在《温疫论》的基础上结合自己的临床实际增补了温疫的内容。杨栗山的《伤寒瘟疫条辨》、刘松峰的《松峰说疫》，在吴又可立论的基础上复出创见，比如"有表证而无表邪"等。余霖虽不赞同又可，但以《温疫论》为借鉴，结合临床而写成《疫疹一得》，为出疹性传染病的辨治提供了思路。

以上著作除《温疫论》《瘟疫明辨》之外，均晚于温热大家叶天士的《温热论》。叶天士声望日隆、名震江南，私淑者众多。按常理，上述医家多会受到叶氏卫气营血、三焦学术思想影响。而这些医家为何不以卫气营血、三焦学说为指导，而宗《温疫论》，自成体系，是一个值得探讨的重要学术问题。

有鉴于此，张老1980年在《中医杂志》上发表文章提出将上述医家暂称之为温疫学家，并将上述医家的学术理论称为温疫学说。此种提法在温病学术界赢得一致共识，并一直沿用至今，这为丰富温病学内部的学派认识提供了思路，为后世研究温疫学术流派奠定了基础。由于这些温疫学家们的温疫学说思想传承有源、自成一派，如今又将其称为"温疫学派"。

张老还对温疫学说进行了定义："温疫"系温病呈大流行时的特殊称谓，温疫学说是研究温疫发生、发展规律及防治方法的一种学说，是温病学的重要组成部分。对于温疫学说的代表作，张老认为除了吴又可《温疫论》外，《伤寒温疫条辨》《疫疹一得》等也可以算是极具代表性的温疫学说相关著作，因为戴、陆、何氏的著作直接源于又可之书。因此，要挖掘探讨温疫学说或温疫学派的学术思想，上述书籍是重要的参考资料。

2. 温疫学说三要素

张老从病因、病位、治疗三个方面概述温疫学说的基本学术内涵。

病因上，强调温疫由特殊的致病因素所致。如吴又可认为系杂气所感，杨栗山宗之；刘松峰认为是感邪毒而起；余霖认为是运气之变，衍为时气为病。

病位上，温疫有相对稳定的病变部位。如吴又可认为邪踞募原而传胃；杨栗山认为邪气怫郁三焦；余霖认为邪毒炽胃而充斥表里，以肺胃为中心。

治疗上，强调祛邪除因。温疫学家们认为无邪不病，邪气为本，发热为标，故"但能治其邪，不治其热而热自已"（《温疫论·标本》）。刘松峰甚至还直接提出了"舍病治因论"（《松峰说疫·舍病治因论》）。

3. 温疫学说"治邪"三法

张老将温疫学派"治邪"的方法总结为三类：攻下逐邪法、清热解毒法、清热解毒与苦寒攻下并举法。

攻下逐邪法：温疫初起，邪踞募原，吴又可用达原饮使伏邪内溃，速离募原，其邪或从表解，或内陷入胃。其入胃者，可早用攻下，逐邪外出。他认为承气本为逐邪，而非专为结粪而设，故主张温疫治疗"急症急攻，勿拘结粪"。

清热解毒法：吴又可不重视清热解毒，认为邪在募原，妄用寒凉则损生气；邪热在胃不用攻下，采用寒凉则抑遏胃气，火更屈曲，发热反盛。清热解毒之黄连只能清本热（正气被郁而发热），不能清邪热。张老认为，吴又可忽略了清热与治邪的一致性。这或许是乾隆癸丑年（1793）京师大疫，以又可法治之不验的原因。余霖看出了吴又可轻视清热解毒的不足，认为达原饮、三消饮、诸承气有附会表里之意。余氏吸取教训，结合临床，创制了"大寒解毒之剂"清瘟败毒饮，说"凡一切大热，表里俱盛之证，以此方为主"。王孟英誉其"独识淫热之疫，别开生面，洵补昔贤之未逮，堪为仲景之功臣"。

清热解毒与苦寒攻下并举法：杨栗山既注重清热解毒，又重视苦寒攻下，两者常结合使用，使解毒与攻下并举。杨氏认为温疫轻者清之，处方包括神解散、清化汤、芳香饮、大清凉饮、小清凉饮、大复苏饮、小复苏饮、增损三黄石膏汤等 8 首方剂，这些方药均以黄芩、黄连、黄柏、栀子等为主药，有时还加入龙胆草、金银花、知母等，以行清热解毒之功。他认为重者泻之，即增损双解散、加味凉膈散、加味六一顺气汤，增损普济消毒饮、解毒承气汤等方是也。这些方药无不是清热解毒配伍苦寒攻下，常以黄芩、黄连、栀子、黄柏等与大黄、芒硝并用，组成大清大下之剂。杨氏治法，兼有吴又可、余霖之长。

4. 温疫治疗四特点

温疫学家所面对的是由特殊致病因素引起、威胁健康人群、呈流行性发展的外感热病，控制其蔓延、有效地治疗现有患者是非常紧迫和关键的问题。基于这个因素，温疫学家在治疗外感热病方面，形成了自己的特色。

一是倾向于寻找针对病因治疗的特效药。如吴又可用大黄祛邪治本，认为"三承气功效俱在大黄，余皆治标之品也"，甚至提出"一病只须一药之到而病自已，不烦君臣佐使，品味加减之劳也"；余霖强调重用石膏，直清胃热，而诸经之火自平；杨栗山重视以黄芩、黄连、栀子、黄柏、大黄直清机体怫郁之邪。

二是注意选择直达病所的药物。如刘松峰认为"瘟疫用药，按其脉症，真知其邪在某经……单刀直入，批隙导窾"，如吴又可的达原饮直达巢穴，使邪气溃散，速离募原，其中槟榔、草果、厚朴是主药，以除伏邪之蟠踞；余霖之所以选择石膏，是为了直入于胃，"先捣其窝巢之害"。

三是强调攻击性治疗。正如吴又可所说："大凡客邪贵乎早逐，乘人气血未乱，肌肉未消，津液未耗，病人不至危殆，投剂不至掣肘，愈后亦易平复。欲为万全之策者，不过知邪之所在，早拔去病根为要耳。"为了有效地击中病邪，温疫学家使用的方剂多是直接针对病机而提出的，组方稳定，用方不多。如吴又可首用达原，继用承气攻下；余霖之清瘟败毒饮，"不论始终，以此方为主"；杨栗山虽有 10 余首清下之剂，但组方原则基本相同，"而升降散其总方也"。治疗方剂稳定，便于广大人群的防治，也较易观察疗效。如乾隆戊子年（1768）桐城温疫流行，乾隆癸丑年（1793）京师大疫，均以清瘟败毒饮治之，病皆霍然。这些方剂或解毒或攻下，充分体现了对病邪的攻击性治疗。

四是治疗重点侧重在气分。温疫学家虽不用卫气营血辨证（有时用气血概括病机），但若按卫气营血辨证来分析，不难看出他们的治疗重点在气分。如吴又可之治在募原与胃，余霖之治在胃，杨栗山之清热解毒、苦寒攻下方药，均以气分为主。他们从实践中体会到"邪在气分则易疏透，邪在血分恒多胶滞"，故积极逐邪外出，御邪深入，对疾病的预后有积极意义。

温疫学家在学术和临床上的独特见解，在当时不为一般医家所接受，遭到了强烈的质疑与抨击，如其时舆论"益复集矢于余氏"，汪曰桢说："偶有特立之士，力排众论，别出心裁如师愚（余霖）者，且群目为怪物矣，欲求医学之昌明何可得乎。"

5. 辩证看待温疫学派"攻击祛邪"

张老根据大量的临床应用发现，温疫学家所擅长的清热解毒、苦寒攻下，对急性传染病、急性感染性疾病确有疗效。比如杨栗山说："凡见表证，皆里证郁结，浮越于外也，虽有表证，实无表邪，断无再发汗之理，故伤寒以发表为先，温病以清里为主。"从"邪"与"症"的辩证关系角度说明，直清里热（实为"祛邪"），"表证"可自解。现在对于急性传染病、急性感染性疾病的治疗，倾向于清热解毒，认为只要"感染"一经控制，不仅菌血症、毒血症反映出的"表证"可以消失，而且复不传里。不按卫、气分治，同样可取得疗效。

张老认为，西医的"抗感染"，与温疫学家朴实的"治邪"论，二者的出发点是一致的。限于古代科学发展水平，不可能从病原学高度筛选出针对病原体的、具有抗病原活性的中医药方剂。但是，温疫学家从"治邪"的角度而常应用的清解、攻下等方法、方药，确为今天的进一步研究提供了宝贵的资料。已有的一些研究证明，清热解毒药虽然真正具有抗病原体活性的作用者不多，但它们的作用是广泛的，例如有增强单核吞噬细胞系统的作用，能提高细胞免疫能力，或抑制体液免疫功能，或能增强肾上腺皮质功能等。至于攻下方药，也具有消炎、排毒、改善局部血循环等作用。所以从清热解毒、苦寒攻下等法着手，研究治疗温病的方法，具有深刻的意义。

虽然祛邪意义重大，值得重视，但张老同时指出，不可单纯靠清解、攻下而企图截断所有温病的发展。因为临床实践中，那些自肺至胃腑，病邪欲出而本身就具有向愈性的顺传者，即使不用截击，也多自断而复不传，如属温病范畴的上呼吸道感染、急性扁桃体炎等。然而那些自肺至心包，病邪内陷，"逆传"而呈暴发性发病者，如属风温或春温的暴发型"流脑"、相当于疫黄的重症肝炎，以及类似厥脱的各种感染性休克等，从目前水平看，不论单纯的中药或单纯的西药抗生素，似较难截断其发展。因此，张老倡导应充分重视温病治疗中的其他各种非特异性治疗措施。

比如，叶桂、吴瑭就对以吴又可为代表的温疫学家的攻击性治疗持不同看法。吴瑭说："在又可当日，温疫盛行之际，非寻常温病可比，又初创温病治法，自有矫枉过正，不暇详审之处，断不可概施于今日也。"实际上，吴又可并非没有从整体观念出发，按邪正盛衰的辨证施治。例如他已注意到邪在气分容易疏透，主张从战汗而顿解；邪在血分发斑，由于邪气胶滞，则"当图渐愈"就是在气分的治法。他对数下亡阴、下后反吐、主客交等均有较详的论述。只不过吴氏之论不完备、欠系统罢了。张老认为，叶桂、吴瑭等正是继承、完善、发展了又可在这方面的学术理论。他们创立的卫气营血、三焦学说，与其说是延伸了《内经》的有关内容，不如说是直接受吴又可学术思想的较大影响。他们在按卫、气、营、血及三焦的分治中，吸取了吴又可的有关治法，如五汁饮源于又可治疗热极渴饮的梨汁、藕汁、蔗浆、西瓜等，增液汤、增液承气汤分别受清燥养荣汤、承气养荣汤的启发而立，青蒿鳖甲汤、加减复脉汤仿三甲散意而成……继叶桂、吴瑭之后，王孟英宗叶氏之说。由此，产生了以叶桂、吴瑭、王孟英为代表，以卫气营血及三焦学说为理论指导的另一学术体系。以今日之眼光来看，他们着重于非特异性治疗的研究，如创立了在卫则汗、到气才清气、入营要透热转气、到血就采取凉血化瘀的顺应调节的治疗原则，如此推动了温病学日臻完善。例如以前温疫学家对六脉细数沉伏、面色青惨、头汗如雨的闷疫，仍用大剂的清瘟败毒饮，对于身冷如冰、脉搏伏匿之体厥，仍用承气攻下。这种治法，在当时只能达到"与其束手待毙，不如含药而亡"的效果。正如西医对感染性休克的治疗一样，如果仅仅是抗感染，而不采取其他行之有效的抗休克治疗，如扩容、纠酸、恰当地应用血管活性药物等，也是难于救治成功的。叶桂逆传心包学说的问世，以及关于开窍法、凉血散血法的应用，为"闷疫""体厥"等难治之证的治疗，开辟了新的前景。至今应用的醒脑静、清开灵等，都是在开窍方药的基础上推陈致新而产生的。由此可见，忽略卫气营血辨证指导的治疗，忽略帮助机体自稳调节能力的恢复，片面强调攻击性治疗，往往不能完全治愈。张老认为，在今天的临床中，对于邪在卫气分阶段，正盛邪实，应以温疫学家治邪为主导思想，攻击祛邪，力求把好气分关，有效截断病情的发展。一旦深入营血，机体处于失代偿期，正气已虚，应邪正合治，或扶正祛邪，务使邪去而正安。如此才能更好地实现中医"传承精华，守正创新"的宏伟目标。

6. 倡导重视温疫研究

张老认为，虽然温疫学派的学术观点独树一帜，但并未引起足够重视。吴鞠通嫌《温疫论》学术思想"支离驳杂"，而以《临证指南医案》为主要内容写成《温病条辨》；王孟英的《温热经纬》以轩岐、仲景之文为经，叶、薛诸家之辨为纬，而把《温疫论》排斥于外。中医学院教材《温病学》，也主要源于《温热经纬》和《温病条辨》。张老于 1980 年即在《中医杂志》上发表文章呼吁，当今仍有必要对温疫学说加以发掘整理，使其古为今用。

尤其近年来，突发公共卫生事件不断发生，各种急性传染病如鼠疫、天花、霍乱、艾滋病、埃博拉病毒感染、军团菌病、西尼罗病毒感染、SARS、人感染高致病性禽流感、人感染猪链球菌病、甲型 H1N1 流感、新型冠状病毒感染等，给人类的健康乃至生存造成了巨大的威胁；同时，滥用抗生素，导致抗药性病菌的出现，使某些传染病的治疗变得困难；而一些如病毒感染性疾病，西医尚无有效治疗手段，一旦急性传染病暴发，必将引起恐慌，成为重大的社会问题。急性传染病防治的形势十分严峻，因此，总结整理古代温疫学家们对于疫病的防治经验，有效用于当前各种急性传染病的防治，具有重要的现实意义。

二、着力阐释温病基础理论

（一）新感温病与伏邪温病

温病，因其发病方式不同，分为新感温病和伏邪温病。伏邪温病指感邪后邪气伏匿，逾时而发的温热类疾病，而新感则为感邪即病者。对于伏邪温病和新感温病的学术价值和临床意义，张老主张从历史源流和临床实际的角度客观认识，二者均有意义，不宜随意否定。

1. 历史沿革

张老认为伏邪学说导源于《内经》。《素问·生气通天论》有"冬伤于寒，春必病温"之论，开创了伏寒化温理论的先导；《金匮真言论》言"藏于精者，春不病温"，最早从体质因素方面指明阴精不足是伏寒化温的条件；《素问·刺热》说"其热病内连肾"，说明伏气温病的病变部位与肾相关。东汉张仲景《伤寒论》未明确论及伏邪问题，其所云"太阳病，发热而渴，不恶寒者，为温病；若发汗已，身灼热者名为风温"，一般认为是伏热外发的临床表现及有关治疗禁忌的记载。晋代王叔和首先提出伏邪的部位，即寒毒藏于肌肤，如《伤寒论·伤寒例》中说："中而即病者，名曰伤寒；不即病者，寒毒藏于肌肤，至春变为温病，至夏变为暑病。"同时，王氏还提出"更感异气"是伏邪激发的因素，并据此将温病分为温疟、风温、温毒、温疫等。隋代巢元方突破了伏寒化温单一因素的局限，认为更"有冬月天时温暖，人感其气，未即发病，至春又被积寒所折，毒气不得发泄，至夏遇热、温毒始发者"。唐代王焘宗其说。宋代朱肱扩大了邪气激发的因素，指出伏邪可被气候引发。金元刘河间认为伏气温病四时皆有。元末王安道提出了直清里热的伏气温病治疗原则，如其谓："法当清里热为主，而解表兼之，亦有治里而表自解者。"时至明清，医家又对邪伏部位及病发途径进行了多种探索。喻嘉言的三纲鼎立说——冬伤于寒，伏在肌肤；冬不藏精，伏在骨髓；冬不藏精复冬伤于寒，则内外受邪。雷少逸认识到伏邪部位随体质因素而有异，如肾虚之体邪伏少阴，老苦体实之人邪气伏藏肌腠。关于伏邪外发的途径，张石顽认定"必从少阳而出"。晚清医家柳宝诒较客观指出伏邪"必从经气之虚处而出"。

新感温病，《内经》未明确论及。张老认为《素问·六元正纪大论》所称"民厉温病"，不能臆断为新感。张仲景同样未就新感专门论述，其云："太阳中热者，暍是也。其人汗出恶寒，身热而渴也。"王孟英将其列入《温热经纬》"仲景外感热病篇"之首条，意欲与伏邪并列。王叔和所论"时行之气"，未言其伏而后发，如"其冬有非节之暖者，名曰冬温"，故有视之为新感者，晋唐以降，亦鲜有其专论。明代汪石山出首论"新感温病"概念，如云："又有不因冬伤于寒而病温者，此特春温之气，可名曰春温，如冬之伤寒、秋之伤湿、夏之伤暑相同，此新感之温病也。"清代陈平伯专论新感，不言伏气，谓"外感不外六淫"，至于冬不藏精、春必病温，系指"里虚者表不固，一切时邪皆易感受"，否定有伏气之说。清代刘松峰反对伏邪说，如云"夫冬月寒厉之气，感之即病，那容藏于肌肤半年无恙，至来岁春夏而始发者乎？此必无之理也。"叶天士、吴鞠通、王孟英承认新感、伏邪两种学说。至今，新感与伏邪学说仍为阐明温病发病机理的两种学说。

2. 伏邪温病与新感温病因证脉治

张老认为邪气伏匿有一定的条件，感邪不甚，则藏而不察。在病因方面，如《灵枢·邪气脏腑病形》曰："正邪之中人也微，先见于色，不知于身，若有若无，若亡若存，有形无形，莫知其情。"吴又可亦说："感之浅者，邪不胜正，未能顿发。"在体质方面，正气不足，邪气得以乘虚潜伏。邪伏部位与体质、感邪性质相关。体质方面，正气相对较盛之人，邪多伏于气分，如募原、三焦、胆腑等；禀赋素亏，正气不足，邪气易于藏伏营血分，如阴精素虚之人邪伏少阴。邪气方面，寒邪多藏于少阴，暑湿常伏于少阳，疠气盘踞募原等。伏邪可因多种因素激发，如气候引发、新感引动伏邪、从里溃发。伏邪发病非邪热透净则病不解，病常缠绵难愈，有抽丝剥茧之喻，如王孟英说："若伏气温病，自里出表，乃先从血分而后达于气分……故起病之初，往往舌润而无苔垢。但察其脉软而或弦，或微数，口未渴而心烦恶热，即宜投以清解营阴之药，迨邪从气分而化，苔始渐布，然后再清其气分可也。伏邪重者，初起即舌绛咽干，甚有肢冷脉伏之假象，亟宜大清阴分伏邪，继必厚腻黄浊之苔渐生。此伏邪与新邪先后不同处。更有邪伏深沉，不能一齐外出者，虽治之得法，而苔退舌淡之后，逾一二日舌复干绛，苔复黄燥，正如抽蕉剥茧，层出不穷，不比外感温邪由卫及气、自营而血也。"伏邪传变有顺传、逆传之分，正如柳宝诒所说："伏温由阴而出于阳，于病机为顺。若病发于阴而即溃于阴、不达于阳，此病机为逆。"

对于新感，在病因方面，风热、湿热、温毒病邪等多感而即发。在体质因素方面，正气相对较盛者，外邪入侵，能即刻激发正气的抗邪反应而发病。外感病邪，由表入里，由浅至深，使卫、气、营、血及三焦所属脏腑生理失常。临床表现，初起无里热证，以发热、微恶风寒、无汗或少汗、头痛、咳嗽、脉浮数、舌边尖红赤、苔薄白等表卫之症为主。初起治疗以解表祛邪为主。

（二）温病传变规律

吴又可《温疫论》提出温病有九传，叶天士《温热论》认为温病有顺、逆之传。张老认为九传指温疫的致病因素——杂气的一组传变形式，在一定程度上代表了湿热类温病的发展变化；顺传和逆传，虽能概括一般温病的传变，但主要反映温热类温病的发展演变过程。并指出叶氏的顺逆理论是受吴氏九传理论的启迪而提出的，九传寓于顺逆传变规律当中，明晰二者的传变理论能够在临床中发挥促顺杜逆的作用。

1. 表里九传

张老认为吴氏所说的温疫致病因素是杂气，但从《温疫论》的证候不难看出杂气未越出六淫范围，实指湿热病邪。因此，可以认为《温疫论》主要反映的是湿热类温病的发展演变过程。但吴氏言胃而不及脾，后世薛生白则脾胃同论，较吴氏全面。吴氏已明确指出了基本的湿热传变路径，也就是九传：①传表不传里；②表而再表（邪传于表而从表解，膜原伏邪复传于表）；③传里不传表；④里而再里（邪传于里，里证已解，膜原伏邪再传入里）；⑤表里分传（半出于表，半传入里）；⑥表里分传再分传；⑦表胜于里（传表之邪多，传里之邪少）；⑧先表后里；⑨先里后表。吴氏进一步指出，上述九传，是患者各得其一，并非一病而有九传。但总的来讲，湿热传变虽有九种，却不出表里之间。

2. 逆传和顺传

对于温病的逆传和顺传，学者们是有争议的。比如有学者认为自卫及气、由气入营、从营入血的过程为顺传，同时把逆卫气营血层次的传变称为逆传，即自血传营、由营转气、由气透卫的过程；也有学者认为从里达表为顺，由表传里为逆。关于这个问题，张老从新感与伏气两个方面，结合叶、薛诸家的论述，作出了回答。

（1）逆传

张老认为新感温病的逆传有两种，一是邪自肺卫内陷心营的过程，即叶天士所说："温邪上受，首先犯肺，逆传心包"。因肺主"气"属"卫"，心主"血"属"营"，所以这种传变实际上是病邪从卫气分深入营血分的过程。张老结合临床指出这种传变多发病急暴，来势凶猛，病情凶险。其临床表现初起可见短暂的寒战、高热、旋即神昏、舌蹇、肢厥（胸腹仍灼热），若不积极救治，则迅速出现内闭外脱的危症，临床上要警惕这种传变的出现，并指出西医传染病学论述的非典型中的暴发型属于温病学中的逆传。二是病邪由表入里的过程，即沿卫气营血层次渐进性的传变过程亦称为逆传，此即叶天士说的"大凡看法，卫之后方言气，营之后方言血"的过程。"温邪上受，首先犯肺，逆传心包"与"卫之后方言气，营之后方言血"两段论述，有其共同处，即病邪由卫分传入营血，病势从表向里，病情由轻增重。只不过前者是从肺卫径陷心营，演变急剧，后者则是从卫分渐次深入，直至营血，正如陈光淞说："病以退为顺，进为逆，由内达外为顺，由外入内为逆。"

伏气温病的逆传，是伏邪内溃、里而再里的过程。如伏邪始发于气分，深传于营血；始发于营分，内及于血分等，均属逆传。柳宝诒说："若病发于阴，而即溃于阴，不达于阳，此病机为逆。"

（2）顺传

张老从叶氏的论述和承继叶氏之学的医家思想中体悟出顺传的含义，即如王孟英所说："自肺之胃腑，病机欲出而下行，故曰顺。"因为"肺胃大肠一气相通，温热究三焦，以此一脏二腑为最要。肺开窍于鼻，吸入之邪，先犯于肺，肺经不解，则传于胃，谓之顺传，不但脏病传腑为顺，而自上及中，顺流而下，其顺也有不待言者，故温热以大便不闭者易治，为邪有出路也。"

若不下传于胃，而内陷于心包络，不但以脏传脏，其邪由气入营，更进一层矣，故曰逆传。"

而伏气温病的顺传，则是指伏邪自里外发，病势逐渐向愈的过程。如柳宝诒说："伏温由阴而出于阳，于病机为顺。"其表现如王孟英云："若伏气温病自里出表，乃先从血分，而后达于气分，故起病之初，往往舌润而无苔垢，但察其脉，软而或弦，或数，口未渴而心烦恶热，即宜投以清解营阴之药，迫邪从气分而化，苔始渐布，然后再清气分可也。"

（3）顺逆传与九传

张老认为叶氏的顺逆理论源于吴氏的"九传"。如叶天士根据吴氏"其迹或从外解，或从内陷，从外解者顺，从内陷者逆"等理论，总结出从肺卫内陷心包为逆、下行肠胃为顺的传变规律。对于吴氏谓邪自膜原至胃腑为逆，而叶氏等则言自肺至胃肠为顺的问题，张老认为前者邪传胃肠，其邪已结，邪无出路，势必深逼营血，病趋严重，预后较差；后者邪热未结，其自气分顺流而下，从肠腑排出，病趋痊愈，故预后较好。因此称前者为逆，后者为顺。

此外，张老根据吴氏论九传始动于募原、叶氏论顺逆始动于肺卫，提出温病初起不是必先犯肺而见表证，尚有一大类始发于膜原而有半表半里证者，治疗宜达原饮疏利透达，使邪结渐开，出于膜原。

（4）传变与促顺杜逆

张老认为研究温病的发生和传变过程可以指导温病的治疗，甚至起到促顺杜逆的作用。促顺方面，吴氏主张以祛邪为第一要义，力求在气分从汗"顿解"，杜邪内传营血。若邪留膜原，可用达原饮以疏利透达而获战汗，邪离膜原未归胃腑，留于三焦，叶天士在吴氏的基础上引申出分消走泄、宣展气机之法，用杏仁、厚朴、茯苓或温胆汤等类。若邪里膜原内陷胃腑，则以攻下逐邪为治。并且吴氏还把大便"溏垢""胶闭"列为当下之证，指出"设引经论'初硬后必溏，不可攻'之句，诚为千古之弊"。叶天士深受其影响，指出此证须用下法，不可以伤寒、温病之分就云不可下。不过湿温下之宜轻，慎不可再攻也。后世据此创立了一系列的导滞通腑方剂，从而开拓了攻下法的应用范围。

杜逆方面，具体表现在先安未受邪之地，防邪深入。吴氏攻击祛邪的治法对于正未大虚者，自然可获邪去正安之效，但是亦有"不得已而数下之，遂成"重亡津液"者，有"因下益虚"者，有"属胃气虚寒"而"下后反呕"者。可见不顾正气的存亡，一味逐邪，非但不能截止病邪深入，而且使正气受伤。叶天士吸取了吴氏的教训，不滥用攻下法，正如邹滋九所评："若宗吴氏，又恐邪去正伤。"叶氏创立的卫气营血各阶段治法，或祛邪，或扶正，或邪正合治，旨在使邪去而正安。可见叶氏较吴氏为全面。要重视扶正所起的抗邪作用。育阴即能抑阳，迨至阳热受其抑制，则病邪的传变即被遏止。病程中期热邪耗损胃津，病至后期则易耗竭肾液。此即叶氏概括的"热邪不燥胃津，必耗肾液"的规律。故病入中焦，徒清热而热不退者，即当察其胃阴是否耗伤。确系热盛阴伤者，则寓养阴于清热之中，能收到阴复热退之效。

（三）湿温的辨证论治

1. 湿温与湿热

温病，根据其是否夹湿分为温热类温病和湿热类温病。湿热类温病又有湿热、湿温的说法，对于二者的异同，张老认为从中医古典医籍看，湿温与湿热有同义的，如薛氏《湿热病篇》之湿热与吴鞠通《温病条辨》之湿温同；但临床上常见的一种发生在夏秋季的"湿热证"与湿温病有区别，此种"湿热证"系指湿邪郁阻脾胃引起的以脾胃运化功能失调为主症的一类病证。除一般不发热，或仅有低热外，可表现湿与热的基本证候，但病变呈局限性，集中表现为湿热郁阻脾胃，而不深入营血分。目前有人给这种"湿热证"单独命名为"湿阻"。西医的夏季热、某些肠炎等，其临床表现也类似"湿热证"。

2. 湿温的诊断

湿温的诊断常包括以下四个方面。

（1）临床表现必须具备热邪与湿邪致病的基本症状。如热证表现发热、口渴、脉数等；湿证表现胸痞、苔腻、乏力等。

（2）根据湿温病的基本临床表现，审证求因，其致病因素系湿热病邪。

（3）病变虽有卫气营血诸阶段演变过程，但主要留连气分，其中以脾胃为主要病变部位。病情复杂，病程较长。

（4）多发病于长夏初秋，气候炎热、雨湿较盛季节。

3. 湿温的病因和病理

张老认为湿温发生的内在因素主要是中气不足，脾胃运化失调，抵御湿热病邪的能力下降。外在因素则在于湿热或从肌表，或从口鼻而入。正如薛生白说："太阴内伤，湿饮停聚，客邪再至，内外相引，故病湿热。"

湿温由表入里，由浅入深，营卫气血均受其累，但以湿热阻滞中焦气分为重要，持续时间长，常以脾胃为主要病变中心。湿热阻滞中焦，损害或脾或胃主要取决于素体脾胃的功能状态，如薛生白言"湿热病属阳明太阴经者为多，中气实则病在阳明，中气虚则病在太阴"。此外，湿热伤人，可以化火而深逼营血，但湿属阴邪，湿邪燥化后多损伤阴络而生便血等症，也可以寒化而不同于一般温热病的结局，如湿久伤阳，脾肾阳虚，水湿泛滥见头晕、心悸、畏寒、神倦、肢肿等症。

4. 湿温的辨证

（1）首辨湿热偏盛

湿邪偏盛要点：①发热：热势不扬，但多持续不退，朝轻暮重。②神情：困顿，多眠睡，表情淡漠，对周围事物处于无欲状态，或略见昏蒙。③胸腹：胀满不舒。④口的情况：渴不引饮，或竟不渴，口甘多涎，或口木无味等。⑤头身疼痛：重痛、如裹，难于转侧。⑥二便：大便溏泄或水泄，小便混浊不清。⑦舌象：白腻、白滑、白灰、白如积粉、白苔满布、板贴不松。⑧脉象：濡，不甚数。

热邪偏盛要点：①发热：发热较高，汗出不解。②神情：烦躁。③胸腹：疼为主，伴有胀闷。④口的情况：渴不多饮，或口渴欲饮，但饮下不舒。口苦，口秽喷人。⑤头身疼痛：眩痛、掣痛。⑥二便：大便秘，或下利黏垢，秽臭难近，小便短赤。⑦舌象：舌苔黄，或黄厚而腻，舌质红。⑧脉象：以弦数或滑数为主。

（2）次辨湿热部位

上焦：初犯卫气，表现恶寒发热、头胀头重、胸痞闷等；郁阻胸膈则胸腻痞满，心烦懊忱，坐卧不安，不饥不食等；上蒙心包则身热不退，神志淡漠，时或昏谵，苔黄垢腻，脉滑数等。

中焦：以脾胃为主要病变的湿热偏盛证，如脘痞纳呆，呕恶，便溏，渴不多饮，或饮不解渴，舌红苔黄腻，脉濡数等。

下焦：湿阻小肠，泌别失司，则小便不通；湿热上蒸，头胀，神昏呕逆；湿阻大肠，湿郁气结，肠道传导功能痹阻，则大便不通，少腹硬满；若湿热与肠道积滞结聚，则身热不退，腹通胀满，大便秘，或下利黏垢，黑如胶漆，舌苔黄浊。

5. 湿温的治疗

张老认为湿温病的治疗，总是以湿热分解、湿去热孤为原则。针对湿邪，采取化湿法，包括宣肺、温化、淡渗三法。

（1）宣肺：湿热病邪初袭人体，郁遏卫气，可采用宣肺法。因肺合皮毛，肺气宣则能熏肤泽毛，郁遏卫外之湿邪。同时，肺为水之上源，有通调水道、下输膀胱功能。宣肺气，即开水源，初入气分之湿邪，可循水道排泄。常用药如杏仁、蔻仁、陈皮、桔梗等，以宣通气滞，达归于肺，使湿邪从水道而去。常用方如三仁汤。

（2）温化：湿为阴邪，可以苦辛温之品温运之，具体包括燥湿、理气、芳化法。

燥湿：以温燥诸药，燥运脾湿，药如半夏、苍术、草豆蔻、草果等。

理气：湿浊阻滞，气机不畅，表现脘腹胀满、呃逆嗳气等，必以辛散药物，疏理气机。气机枢转，呆滞湿邪易化。常用药如陈皮、厚朴、枳壳、大腹皮等。

芳化：脾恶湿，湿浊较盛，则不饥不食，口腻苔浊，故需使用具有悦脾作用的藿香、佩兰、荷叶、甘松等芳香药物，以逐秽恶湿邪，起到苏醒脾胃气机作用。

（3）淡渗：适用于一切湿邪为病，故有"治湿不利小便非其治也"的原则。古人将本法喻为"犹如开沟渠以泄之"。湿阻下焦，小肠泌别失司，应用此法尤为紧迫。淡渗法常用药有薏苡仁、滑石、通草、茯苓、泽泻、冬瓜仁、豆卷等。常用方如茯苓皮汤（《温病条辨》方，茯苓皮、生薏苡仁、猪苓、大腹皮、通草、淡竹叶）。若兼瘀滞，可用导赤散合加味虎杖散，药用生地黄、川木通、竹叶、牛膝、牡丹皮、降香、琥珀、桃仁泥等。若湿郁下焦，湿浊上泛，出现小便不通、水肿、喘息不得平卧，淡渗难以获效者，应用刘河间倒换散（荆芥、大黄），从大肠导泻湿浊。

此外，张老还提到导浊一法针对湿郁气结、阻痹大肠而致的下闭上壅、窍阻神昏证，选方如宣清导浊汤（《温病条辨》方，皂荚子、晚蚕沙、茯苓、猪苓、寒水石）。

总之，张老认为湿在上焦以宣肺为主，湿阻中焦以温运为主，湿流下焦以淡渗为主。要注重恢复脏腑气化功能以除湿，如曹炳章说："湿即气也，气化则湿化……故治法必以化气为主，在上焦则化肺气，在中焦则运脾气，在下焦则化膀胱之气。"

对于热邪，则采用清热法，具体包括轻清气热、苦泄热邪和苦寒攻下。

（1）轻清气热：湿温邪在上焦用之，选用轻清灵动、轻扬走上的药物，配入有关化湿方中，如湿遏卫气的三仁汤用竹叶（《温病条辨》方，杏仁、滑石、通草、白蔻仁、竹叶、厚朴、生薏苡仁、半夏）。

（2）苦泄热邪：适于湿温热邪偏盛或湿热俱盛者，湿热阻于中焦常用之。选用黄芩、黄连、栀子等苦寒清热、苦寒燥湿药，配入化湿方中，起到苦泄热邪的作用。而且这些苦泄之品，与辛开湿郁的药物配伍，如半夏、枳实、菖蒲等，能够辛开苦降，顺应脾胃的升降功能，是分解中焦湿热的重要方法，对于湿热所致的脘痞胀痛有很好的疗效。

（3）苦寒攻下：适于湿热积滞结于肠道者。湿温病在应用攻下法时，当轻法频下，清利湿热与荡涤积滞并举。不能单用承气攻下。章虚谷认为："若用承气猛下，其行速而气徒伤，湿仍胶结不去，故当轻法频下。"方如枳实导滞丸（《内外伤辨惑论》方，黄芩、黄连、枳实、大黄、茯苓、白术、泽泻、神曲）。所谓频下，即要下至热尽苔退、便干湿尽为度。

张老进一步指出化湿与清热两法，是针对病机配合运用的，如华岫云在总结叶天士治湿的经验时所说："今观先生治法，若湿阻上焦者，用开肺气，佐淡渗，通膀胱，是即启上闸，开支河，导水势下行之理也。若脾阳不运，湿滞中焦者，用术、朴、姜、半之属，以温运之，以苓、泽、腹皮、滑石等渗泄之，亦犹低洼湿处，必得烈日晒之，或以刚燥之土培之，或开沟渠以泄之耳。其用药总以苦辛寒治湿热，以苦辛温治寒湿，概以淡渗佐之。"

（四）温病的活血化瘀法

叶天士说："营分受热，则血液受劫。"吴又可说："气属阳而轻清，血属阴而重浊，是以邪在气分，则易疏透，邪在血分，恒多胶滞。"邪入营血多有不同程度营热阴伤、血液妄行的表现，所以张老认为邪入营血，往往多有血液凝滞、瘀血内阻的表现，故活血化瘀法在营血分有广泛的使用。但由于营血分的病变互相关联，因此活血化瘀法常与凉血、解毒、开窍、益阴等法配合使用。

1. 凉血化瘀

张老认为凉血散血法（化瘀）法是温热病邪深入营血最基本、最重要的方法，适用于邪热初入营分或邪热入血之证。在临床上凉血化瘀药如丹参、牡丹皮、赤芍、紫草、白茅根等。代表方剂如犀角地黄汤 [犀角（水牛角代）、生地黄、牡丹皮、赤芍]。

2. 解毒化瘀

适用于血热壅盛、化火成毒的病变，适用于高热或过高热，昏狂谵妄，舌质紫暗，以及各个部位的出血，且出血量较多，斑疹多为紫黑色。治疗上一方面应泻火解毒以撤邪热，另一方面应凉血化瘀以除血热之壅滞。常用药物如忍冬藤、连翘、黄芩、黄连、黄柏等。方剂如加味犀角地黄汤、犀角地黄汤合银翘散、清瘟败毒饮加凉血化瘀之品等。

（1）火毒充斥，迫血妄行

咯血：多见于暑瘵咯血，多系盛夏之月，暑热伤肺，暑逼络伤，沸腾经血，火载血上，血从上溢所致。西医钩端螺旋体病肺出血型属于暑瘵范畴。治疗可选犀角地黄汤和银翘散，或者大剂清瘟败毒饮去桔梗，加三七、白茅根、京墨、云南白药等以泻火解毒，凉血化瘀。

尿血：血因热迫而导致尿血。尿血，小便出血而不痛，甚则小便色黑。可用清瘟败毒饮泻火解毒，加桃仁、白茅根、琥珀、牛膝、棕灰等，或者用吴又可的桃仁汤（桃仁、牡丹皮、当归、赤芍、阿胶、滑石），或是戴麟郊的《瘟疫明辨》经验："惟小便黑者，当逐瘀清热为主，犀角地黄汤加大黄等类。"

便血：由肠络损伤所致。即《灵枢·百病始生》所称之"阴络伤则血内溢，血内溢则后血"。表现灼热、烦躁、大便下血、舌红绛等。其治疗宜大进凉血解毒之剂，以救阴而泄邪，并进化瘀通络以活血止血。药用：犀角、生地黄、赤芍、牡丹皮、连翘、紫草、茜根、金银花等味。

（2）火毒壅盛，瘀滞发斑

中医常根据斑疹的色泽形态判断疾病的顺逆。一般色红、松浮、有光泽，发出时神情清爽，为外解里和。若色紫黑，紧束枯萎，或迅速融合成片，称为瘀斑，传统认为，火毒壅盛系胃热将烂之候，若发出时神志昏愦，则病情凶险。如余师愚说："紫赤类鸡冠花而更艳，较艳红为火更盛，不即凉之，必至变黑。"须服清瘟败毒饮加紫草、桃仁。又说："其色青紫，宛如浮萍之背，多见于胸背，此胃热将烂之色，即宜大清胃热兼凉其血，务使松活色淡，方可挽回，稍存疑惧，即不能救。"以清瘟败毒饮加紫草、红花、桃仁、归尾。

（3）毒滞血壅，红肿热痛

温热邪毒，壅遏经络，血因毒滞，局部红肿热痛，如温毒痄腮、发颐等。治疗需要清凉解毒，活血化瘀。治疗可选伍氏凉血解毒汤之类。

3. 开窍化瘀

中医理论认为，心包的病变主要由热邪内陷，或者痰热蒙闭所致，如叶天士说"外热一陷，里络就闭"，症见昏迷不语，甲青唇黑，皮下瘀斑如紫茄，或自利酱粪，舌质紫绛，或者晦暗，脉细涩。张老认为此瘀热阻窍，非安宫、紫雪、至宝等"三宝"所能开，当开窍化瘀并进，方用犀珀至宝丹（犀角、羚羊角、广郁金、琥珀、炒穿山甲、连翘心、石菖蒲、蟾酥、飞辰砂、真玳瑁、麝香、血竭、红花、桂枝尖、牡丹皮、猪心血）或通窍活血汤调入珠黄散（珠粉、西黄、辰砂、川贝母）。何廉臣治疗热陷心包首推犀珀至宝丹，认为其是治疗"邪热内陷，里络壅闭"的开窍"前锋"，他说："此丹大剂通瘀，直达心窍，又能上清脑络，下降浊阴；专治一切时邪内陷血分，瘀塞心房，不省人事，昏厥如尸，目瞪口呆，四肢厥冷等症。"

张老还主张开窍化瘀和清热解毒并用，如陈平伯说："热邪极盛，与三焦相火相煽，最易内窜心包，逼乱神明，闭塞络脉，以致昏迷不语，其状如尸，俗谓发厥是也。"治宜"泄热通络"，"泄热"即泄热解毒，"通络"是通行包络。单纯清解热邪，或单纯化瘀开窍，均不全面，势必影响疗效。如热毒深伏之闷疫，六脉细数沉伏，面色青惨，昏愦如迷，四肢逆冷，头汗如雨，其痛如劈，腹内搅肠，欲吐不吐，欲泄不泄，摇头鼓颔，余师愚主张单纯的泻火解毒，认为非大剂清瘟败毒饮不可，不主张化瘀开窍。由于本证系热毒深伏、血瘀气闭所致，大剂的泻火解毒药会冰伏邪气，凝滞气血。故汪曰桢评论说："本方有遏抑而无宣透，故决不可用。"何廉臣指出，在应用清热解毒的同时，"宜急刺少商、曲池、委中三穴，以泄营分之毒，灌以瓜霜、紫雪八分至一钱，清透伏邪，使其外达，更以新加绛覆汤（旋覆花、新绛、桃仁、柏子仁、青葱管、当归须、乌贼骨、延胡索、川楝子、茜根）通其阴络，庶可挽回"。可见活血化瘀之品与清热解毒之品合用有预防寒凉凝涩气血的弊端。

4. 温阳化瘀

温阳化瘀法主要针对若热闭心包，瘀塞心窍，消灼真阴，而致阴竭阳脱（即内闭外脱），表现为神昏谵语，甚则昏厥发痉，不语如尸，目闭舌强，气短息促，扬手踯足，躁不得卧，手足厥逆，冷汗自出，舌质紫晦，进一步发展则身冷如冰，唇黑甲青，气息欲绝，脉伏难以触知等。阳气外脱，气血失却鼓动而瘀滞日趋严重。因此，治疗在温阳固脱的同时，不可忽视活血化瘀，可应用王清任治疗瘟疫之急救回阳汤。方中用大量的党参、白术、附子、干姜、甘草回阳救逆，鼓动气血运行，并以桃仁、红花以通气血之路，阳气即易回复。但本证系由内闭而致外脱，由亡阴而致亡阳，仅温阳化瘀还不够，当于回阳之中佐养阴，摄阴之内顾阳气，务使阳潜阴固，不致有偏胜之虞。因此，上述回阳化瘀方药，应与养阴益气固脱的生脉散（人参、麦冬、五味子）合用，取效更捷。

5. 益阴化瘀

本法适于温病久而不愈，余邪与营气相搏，心主阻遏，气钝血滞，络脉凝瘀的病变，表现默默不语，神志昏迷，或肢体痿痹等。治宜益阴养血，破滞通瘀，并注意清透余邪。代表方如吴氏三甲散，方以鳖甲、龟甲、当归、白芍、牡蛎、甘草益阴养血，以穿山甲、䗪虫活血化瘀，以蝉蜕、僵蚕祛邪达表。瘀滞甚者，䗪虫用量加倍，如无䗪虫，用干漆在锅内把烟炒尽为度，研末五分，桃仁、红花捣烂一钱代替。亦可用薛生白提出的醉地鳖虫、醋炒鳖甲、土炒穿山甲、生僵蚕、柴胡、桃仁泥等味。

以上就是张老对于邪入营血，营阴瘀滞的辨证治疗思路，多从"清、养、透"三法，既注重化瘀通脉，亦重视祛除邪气，扶住正气，俾血脉流利，气清血和，则病自痊。

下篇 大医之术

第三章　临证技法

第一节　辨治方法

一、外感咳嗽

中医认为，有声无痰谓之咳，有痰无声谓之嗽，有痰有声谓之咳嗽。早在《黄帝内经》就记载了关于咳嗽的相关描述，如"五气所病……肺为咳""五脏六腑皆令人咳，非独肺也"，说明咳嗽的病位主要在肺，也关系到肝、脾等其他脏腑。对于咳嗽的病因，张景岳论"咳嗽之要……一曰外感，一曰内伤而尽之矣"，将咳嗽的病因分为由外感六淫引起的外感咳嗽和由脏腑功能失调引起的内伤咳嗽，并沿用至今。对于咳嗽的治疗，叶天士在《临证指南医案·咳嗽》中，结合历代医家诊治经验，提出："若因于风者，辛平解之。因于寒者，辛温散之。因于暑者，为熏蒸之气，清肃必伤，当与微辛微凉，苦降淡渗……若因于湿者，有兼风、兼寒、兼热之不同，大抵以理肺治胃为主。若因秋燥，则嘉言喻氏之议最精。若因于火者，即温热之邪，亦以甘寒为主……至于内因为病，不可逐一分之。有刚亢之威，木扣而金鸣者，当清金制木，佐以柔肝入络。若土虚而不生金，真气无所禀摄者，有甘凉、甘温二法，合乎阴土阳土以配刚柔为用也。又因水虚痰泛，元海竭而诸气上冲者，则有金水双收，阴阳并补之治，或大剂滋填镇摄，葆固先天一气元精。"咳嗽既可以是一种独立的疾病，也可以是肺脏相关疾病的症状表现，临床上多见并且病机复杂，如燥、湿为病邪的咳嗽病势缠绵，木火刑金、病久及肾，外感咳嗽与内伤咳嗽互为因果，兼见出现等，故治疗上也存在着一定的难度。张老在多年的临床中，对咳嗽的治疗形成了独特的思想体系。其所治疗的外感咳嗽既包括由外感风寒、风热等六淫外邪侵袭肺脏所致咳嗽，多为感冒后出现的兼见症状之一；也有因脏腑功能失调，以咳嗽为主症，又感受外邪，使原有咳嗽加重，并出现了恶寒、发热等表证的咳嗽。

咳嗽的治疗原则，不论外感内伤，总为肃降肺气为主。治疗外感咳嗽宜祛邪肃肺，治疗内伤咳嗽则须分清标本虚实、轻重缓急进行治疗。

外感咳嗽主要有风热、风寒、风燥三种类型。患者咳嗽声音重浊、气急，咳痰色白清稀，伴有流清涕，恶寒怕风，苔薄白、脉浮等，为风寒咳嗽。其病机是风寒袭肺、肺失宣降，治以疏风散寒、降肺止咳，多用荆防败毒散加减治疗。患者出现咳嗽频繁，咳痰色黄质黏或不宜咯出，咽干咽痛，口渴，发热，舌红苔薄黄，脉浮数等为风热咳嗽。其病机为风热犯肺，肺失宣降，治以疏风清热、降肺止咳，多用银翘散加减治疗。风燥犯肺证多表现为患者呛咳、干咳无痰或痰少难咯，口鼻干燥，舌红少津、脉数等。其病机为风燥伤肺，肺失宣降，治以疏风润燥、降肺止咳，以桑杏汤加减治疗。

在治疗内伤咳嗽时，张老常用二陈汤加减治疗痰湿蕴肺导致的咳声重浊、痰白量多黏稠、脘痞纳差等症状，用桔梗汤（刘河间方）合麻杏甘石汤加减治疗痰热郁肺出现的喉间痰声、色黄质稠、胸闷口干等症，用泻白散加减治疗咳嗽阵发、口苦口干、咽中异物感的肝火犯肺证，用千金麦门冬汤治疗咽痒频咳、口咽干燥等症。张老重视患者的体质，认为素体阴虚之人，感受外邪，易燥化伤阴，外感咳嗽则多为风燥证，内伤咳嗽则多为肝火犯肺证和肺阴亏虚证，因此在治疗上常酌加天花粉、玄参等养阴生津。

二、咳嗽变异性哮喘

咳嗽变异性哮喘是一种特殊类型的哮喘，最主要的临床表现为刺激性干咳，通常咳嗽比较剧烈，夜间咳嗽为其主要特征。感冒、冷空气、灰尘、油烟等容易诱发或加重咳嗽。该病极易误诊为感冒、普通咳嗽等其他呼吸道疾病。

张老通过多年诊疗经验，认为本病属中医咳嗽，与"顿呛"更贴切。清代高秉钧《医学真传·咳嗽》云："咳嗽俗名曰呛，连咳不已，谓之顿呛。顿呛者，一气连呛二三十声，少则十数量声。呛则头倾胸曲，甚则手足拘挛，痰从口出，涕泣相随，从膺胸而下应于少腹。大人患此如同哮喘……顿呛不服药至一月亦愈……散胞中之寒，活络脉之血，如香附、红花、川芎、归、芍之类可用，内寒呕吐者，子姜吴萸可加……而妄以前杏、苏、芩、枳、桔、抱龙辈，清肺化痰，则不可用也。"张老吸取前人经验，认为风邪为该病主要致病原因，痰为其宿根，风邪袭肺，肺气宣降不及，气逆、气滞产生，则有瘀。辨证施治时还要注重患者的体质分型，依据不同的体质，结合疾病特点"因人制宜"，使疗效更加显著。

通过临床观察，张老发现因咳嗽变异性哮喘具有的鼻塞，喷嚏连连，清涕频淌，鼻腔、咽喉或眼眶发痒，皮肤风团奇痒，发作性阵咳，反复发作等特征性症状符合风邪善行数遍、轻扬袭上的特点，故将其病因归咎于风邪。并且张老总结，咳嗽变异性哮喘以干咳为主，兼有少量"浆液性"痰，半透明而黏稠，患者常称其为"果冻"样痰。其黏滞难于咳出，故咳嗽频作，以咳出为快。咳嗽时常伴气急胸闷，或有气逆上冲，或者晚上突然呛咳，憋气。患病日久，肺气郁则心脉瘀，轻者出现舌色无华，舌色不荣，或偏暗，重者则舌色青紫，唇暗红。

在临床治疗中，张老将咳嗽变异性哮喘发作期主要分为以下证型：①风邪犯肺证：以鼻塞，喷嚏，清涕，干咳，气急，胸闷，或咳白痰而黏，苔白偏厚，脉浮缓为主要症状。治以疏风宣窍，宣肃肺气，健运中宫以化痰；先选用杏苏散合三拗汤加味治疗，也可改用小青龙汤加减。②肝火犯肺证：以咽喉痒，咳嗽气促，呈阵发性发作，咳时面赤气急，干咳，或咳痰少而黏，咳引胸胁疼痛，苔薄黄，脉弦细而数为表现。治以清肺平肝止咳，方选泻白散加减。③肺阴亏损，肺气上逆证：临床多以干咳，或咳痰少色白而黏，咳声短促气急，夜晚更甚，口干咽燥，舌红少苔，脉细数为主。治以滋阴润肺止咳，方选千金麦门冬汤加减。在疾病缓解期，张老多以益气温阳为主，药用人参、黄芪、制附片、肉桂、山茱萸、补骨脂、五味子、鹿角片、小茴香、紫河车、炙甘草等。如汗出量多、食少、畏风，可加白术、防风、牡蛎等。

确定证型与基本方后，张老往往根据患者体质，制定辅助治疗原则。如气虚阳虚体质患者兼以益气温阳，气阴两虚体质多用益气养阴，阴虚火旺体质则需滋阴清火，从而防止疾病复发。

三、鼻窦炎

鼻窦炎一病在中医中称为"鼻渊"，古代医家多有论述，治疗上多从胆热移脑、肺经郁热论治。结合多年的临床经验，张老认为，鼻窦炎有发热、流脓涕的典型症状，与中医的外感热病、内痈颇为类似，故从这个角度对鼻窦炎的辨证治疗进行了探索。

鼻为肺之窍，与肺同属太阴，与阳明相表里。鼻之周围，上自鼻根发起足阳明胃经，联系颅脑，下有手阳明左右分支于人中交汇，夹鼻两侧上行与足阳明交接。阳明热毒淫于经脉，故见鼻旁、前额或眉棱骨疼痛，因而在治疗上应以清解阳明之热为大法。张老参阅陆九芝等伤寒温病研究，认为葛根芩连汤化裁可以治疗温病发热有汗、初起微恶寒、骨楚头痛等症，可引申为治疗鼻窦炎之主方。又因阳明胃热炽盛，腐肉成痈，出现浓浊腥涕，故在此基础上合用白虎汤主药生石膏、知母，以清泄其热。因其流黄浊鼻涕，鼻窦炎在治疗上除清热解毒外，还要解毒消痈排脓；仙方活命饮被称为治疗一切痈疽的专方，故取其中皂角刺、赤芍、白芷等药物；鼻塞，酌用苍耳子散发散风寒、通利鼻窍。上述诸药同用，共奏清热解毒、消肿排脓、活血止痛功效，张老将其定名为苍芷芩连白虎汤，治疗鼻窦炎效果显著。

苍芷芩连白虎汤常用加减：若鼻塞、流清涕者，为风寒束表、肺气失宣，可加麻黄、杏仁；若流黄浊脓涕较多者，酌入蒲公英、败酱草、浙贝母等解毒排脓；若有目痒、喷嚏、皮疹等风邪袭肺犯肝的表现，可加入蝉蜕、僵蚕等祛风敛肝；若素体正虚，疲倦乏力，面白唇淡，浊涕清稀色淡，经久不尽，迁延难愈，可加黄芪、当归等益气养血，扶正祛邪。

四、功能性消化不良

许多患者存在着这样的疑问，为什么吃了很久治"胃炎"的药物，但腹胀、早饱、嗳气、烧心、食欲不振等症状仍然没有好转？随着消化道内镜技术的发展，越来越多的患者明白了上述这些症状的产生并不是胃炎导致的，而是功能性消化不良导致的。西医目前主要依赖于潘多立酮，以及乙酰胆碱激动剂（如莫沙必利）进行治疗。

中医理论认为，功能性消化不良的症状多由脾胃升降失调、受纳腐熟异常所致，并根据症状的轻重、侧重不同分别施治，如以脘腹胀闷为主则从痞证论治，以呕吐反酸为主则从呕吐论治等。张老认为功能性消化不良可从胃痹论治。"痹者，闭也"，指机体为病邪闭阻，气血运行不利，或脏腑之气不宣所致的各种病证。孙思邈《千金翼方》首次将胃痹作为病名进行记载，"腹中雷鸣，食不消，食即气满，小便数起，胃痹也"所描述的症状，与功能性消化不良颇为相似。清代吴谦等著《杂病心法要诀》再次论述了胃痹之成因，"久痹不已，复感于邪，脏实不受而传腑者……内传于大小肠，则为肠痹也……胃痹附于大、小二肠，从传化也"。同期的黄凯钧在《友渔斋医话》提出了"痹者，疲也"的新见解，丰富了胃痹的病因病机。基于上述医家对胃痹的认识，并结合自身临床经验，张老认为胃痹是指胃气闭郁、阳气不宣的一种病证，具有两个明显的特点，一曰闭塞不通，二曰疲惫不仁。胃气闭郁，不能下行，则出现呕吐、嗳气等表现；胃腑疲惫虚衰，无力推动水谷下行，积留胃中则可有腹胀、食欲不振等表现。故而在治法上，以行气开郁、补脾实胃为原则。

具体治疗上，张老将胃痹辨证分为六种证型治疗：①肝郁犯胃证。本证患者多因情志刺激，肝气不舒，横逆犯胃，表现为腹胀连胁，忧郁或易怒，脉弦。治疗的基本药物为香附、苏梗、青皮、木香等。若肝阳上亢或郁而化热，出现口苦、面赤等症状，加黄连、青黛等。②湿浊中阻证。该证型多由脾虚气弱证发展而来，该证患者较脾虚气弱证患者兼肢体困重、舌苔白腻的表现。治疗上加苍术、藿香或佩兰行气化湿；若以湿热为主，表现口苦黏腻，苔黄，则可合用半夏泻心汤架构，辛开苦降，分解湿热。③食积胃阻证。患者多因暴饮暴食出现脘痞腹胀，嗳腐吞酸等表现，用药多有神曲、麦芽、稻芽、鸡内金；若伤于酒食，再佐草决明、粉葛以解酒毒。④肺胃气逆证。该症患者最突出特点是存在嗳气、呕吐、腹胀纳差等症状的同时，伴有咳嗽、气促等肺气不利的表现，治疗上常加杏仁、紫菀、桔梗等开提上焦药物，同调肺胃之气。⑤脾虚气弱证。主要症状有脘腹痞满、食少纳呆，病机为脾胃虚弱，气机不畅。治疗多用党参、炙黄芪、炒白术等甘温补气，通过益气以增强胃肠推动之力。⑥胃阴不足证。胃阴亏虚，失于濡养，胃气不降则脾气不升，中焦气机阻滞，出现腹胀痞满、纳差便秘等症。治疗时，用石斛、生地黄甘寒生津，山药、扁豆补脾实胃，肉苁蓉、生首乌滋阴润肠等。脾健气升，胃气自然通降。

五、更年期综合征

更年期综合征即围绝经期综合征，指妇女绝经前后出现性激素波动或减少所致的一系列以自主神经系统功能紊乱为主，伴有神经心理症状的一组症候群。其症状表现涉及精神心理、神经内分泌和代谢诸多方面。大多数妇女自身机体调节和代偿足以适应这种变化时，不会产生或仅有轻微症状。而少数妇女由于自身不能适应卵巢的衰退速度，代偿调节失控，会产生明显的症状，甚至影响工作和生活，此时便需要进行药物或者其他治疗手段的干预。更年期常见的症状有月经周期紊乱，潮热多汗，心悸失眠，敏感焦虑等。其中对患者工作生活影响最大的症状是过分敏感与心悸、失眠。在该病的治疗上，西医目前主要依靠补充性激素，人工模拟激素的生理周期分泌，在患者能够承受的情况下逐渐减量，控制症状，以及相应的对症治疗，如焦虑则给予抗焦虑药物等。

早在《素问·上古天真论》中就记载了女性生理变化规律，"女子七岁，肾气盛，齿更发长；二七天癸至，任脉通，太冲脉盛，月事以时下，故有子；三七肾气平均，故真牙生而长极；四七筋骨坚，发长极，身体盛壮；五七阳明脉衰，面始焦，发始堕；六七三阳脉衰于上，面皆焦，发始白；七七任脉虚，太冲脉衰少，天癸竭，地道不通，故形坏而无子也"更是生动形象地将之描述出来，并且与西医的认识颇为相合。"天癸"，中医认为其是推动人体正常生长发育的精微物质，来源于肾阴肾阳，可类比于西医的人体内分泌系统所产生的各种生长因素、激素等。虽然中医古籍并无针对该病的病名，但关于该病的表现在"脏躁""百合病"等病证中多有叙述。如"妇人脏躁，喜悲伤欲哭，象如神灵所作，数欠伸，甘麦大枣汤主之""女子以血为主，七七则卦数已终，终则经水绝。冲任脉虚衰，天癸绝，地道不通，而无子矣。

或劳伤过度，喜怒不时，经脉衰微之际，又为邪气攻冲，所以当止不止而崩下"。关于其病因病机，肾气虚、天癸衰，五脏亦会失养，从而由肾累及心、肝、脾等脏腑。同时，加之女性经、带、胎、产之后，往往"有余于气，不足于血"，故而阴虚证多见。

多年临证经验积累、充分认识中医相关理论的基础上，张老认为女子肾气虚、天癸衰之后人体阴阳失衡，既可以有单纯的阴虚、阳虚，也可以出现阴阳两虚。并且，因为"精血同源"，则可出现肝气郁结、肝肾阴虚的表现；心肾同属少阴经脉，常常相互影响，则可见心肾不交证。当患者以潮热汗出、口燥咽干、腰膝酸软、易怒烦躁为主要症状就诊，多辨为肝肾阴虚证，治以补肝益肾、滋阴清热，多选六味地黄丸加减；若患者以情绪抑郁、敏感焦虑为主要症状，则多辨证为肝气郁结证，治以疏肝理气、滋阴清热，以丹栀逍遥散加减治疗；若患者心烦失眠，潮热盗汗，则选用天王补心丹加减治疗，以求滋肾补阴，宁心安神。

六、抑郁性神经症

抑郁性神经症又称心境恶劣障碍，指一种以持久的心境低落状态为特征的神经症，常伴有焦虑、躯体不适感和睡眠障碍，但无明显的运动性抑制或精神症状，生活不受严重影响。该病以女性多见。该病虽属抑郁症范畴，但因患者对生活工作以及社会稳定影响不甚，故很少予西医精神类药物干预，故渐渐多求助于中医进行治疗。

张老认为，该病属中医"郁证"，成因多与生活事件有关，如离异、丧偶、辍学、失业、失恋等。早在《素问·疏五过论》中就记述了"必问尝贵后贱……尝富后贫""故贵脱势，虽不中邪，精神内伤，身必败亡"，说明了社会环境变化对精神活动及身体的不利影响。这些"精神内伤"的疾病，与郁证密切相关。《灵枢·本神》也提出"怵惕思虑者则伤神""愁忧者，气闭塞而不行"的思想。心藏神，思伤脾，怒伤肝，故本病主要病位在心，关乎肝脾两脏。并且随着疾病日久，精神忧郁，郁则气滞，郁久化热，阴亏及血，则病情加重，病势越发缠绵。

该病虽有四肢酸软、体倦乏力、纳差食少等躯体症状表现，但这些症状多由精神症状引起或加重，故而在治疗上首先要重视精神症状的治疗，进行心理辅导。叶天士《临证指南医案·郁》认为"服药以草木功能，恐不能令其欢悦"，又言"隐情曲意不伸，是为心疾，此草木攻病，难以见长……务宜怡悦开怀，莫令郁痹绵延"。这些患者在就诊时，常常手中拿着一张上面写满了自己问题的纸，并提出自己的"辨证论治"。此时，医生当以诚恳认真的态度耐心倾听患者的描述，体察病情，同情其苦，劝慰鼓励。这既是收集病情的需要，为接下来的治疗打下医患相互信赖的基础，也是心理治疗的一部分，更是治疗该病的关键所在。进而，则需要通过收集到的病情资料，四诊合参，辨证论治。张老多认为该病病机总不离肝郁气滞、心阴亏虚，可兼有阴虚火旺、痰湿内停。故治疗上要疏肝理气、宁心安神。疾病日久可出现气滞血瘀表现，故可酌情处以行气活血之法。

张老依据自身临床经验选方用药。当患者表现以思虑太过、忧愁不乐、心烦意乱、食少神疲、四肢倦怠为主，选用一志汤加减用来补益心肺、和中安神；若患者因心肾不足，阴亏血少，而出现失眠心悸，梦遗健忘，则治以滋阴养血、补心安神，方选天王补心丹；若患者情志不遂、抑郁寡欢，则选用忘忧散养血调肝、舒郁安神；若患者除情志表现外，兼有瘀血内停症状，如胸痛、月经夹带血块，舌有瘀点瘀斑，则选用血府逐瘀汤加减以疏肝理气、活血化瘀。

七、慢性阻塞性肺病

有调查显示，慢性阻塞性肺疾病患病率在 40 岁以上人群为 8.2%，可见其多发性这一特点，也向临床治疗提出了挑战。慢性阻塞性肺疾病是一种具有气流受限特征的可以预防和治疗的疾病，气流受限不完全可逆，呈进行性发展。与慢性支气管炎和肺气肿密切相关。其临床症状有慢性咳嗽、咳痰、气短或呼吸困难、喘息和胸闷等呼吸道表现及如体重下降、食欲减退、外周肌肉萎缩和功能障碍等全身性症状。

该病属于中医"喘证"范畴。历代医家对喘证的辨治论述颇多，或辨实喘与虚喘分治，或辨外感与内伤分治，究其本，实乃"咳为气逆，嗽为有痰，喘为气促"。上焦易壅，中宫少运，阴虚阳升，气不摄纳而喘作。《类证治裁·喘证》言："肺为气之主，肾为气之根。肺主出气，肾主纳气，阴阳相交，呼吸乃和。若出纳升降失常，斯喘作矣。"叶天士也在《临证指南医案·咳嗽》中谓："久咳不已，则三焦受之，是病不独在肺矣。"基于上述理论，张老从三焦划分慢性阻塞性肺疾病的病位，咳、痰、喘三大主症分别对应上、中、下三焦；从脏腑而言，"咳在肺，痰在脾，喘在肾"。他提出咳之病机关键在于上焦肺气闭郁失开，痰之病机根本在中焦脾气失于健运，喘之病机也关乎下焦肾气虚而不纳。脏腑气机相连，病机在整个疾病中也复杂多端，相互夹杂影响。病性虚实交错缠绕，虚中有实，实中夹虚。

张老根据其独特理论，提出相应的辨证分型及治疗原则。①病在上焦，常见咳嗽、气短或呼吸困难、喘息或胸闷等症状，查体见呼吸浅快、闻及哮鸣音等，此为肺气闭郁，治以开宣肺气为主，常用麻黄、枳壳、葶苈子、桔梗等，同时以杏仁、枳实、旋覆花、枇杷叶等肃降肺气，升降相因，肺气得开。②病在中焦，可见痰多而色白，兼有脘腹胀满、纳呆、便溏等，多以蒌杏橘贝汤加党参、白术、茯苓、半夏等。痰除脾健，中焦得运。③病及下焦，可见动即作喘，张口气促，多伴形寒怕冷、小便清长、夜尿多、舌胖嫩边有齿痕、脉沉，常用制附子、补骨脂、肉桂、菟丝子、杜仲、淫羊藿、紫石英或牡蛎等；而肾阴亏虚者，多有虚烦躁热、面色潮红、少寐咽干、舌红少苔等，多以鳖甲、龟甲、黄柏、知母等清虚热滋下元，则下焦得补。

上、中、下三焦得治，则疾病可进而向愈。但需要注意的是，肺朝百脉，心气与肺气相顺接，气血应心之动而周行全身。肺气闭郁，气钝而血瘀，多有唇紫舌暗等瘀血征象，常伍以当归、桃仁、赤芍、丹参等。总之，临诊当明辨病变部位之偏重，阴阳之属性，兼顾三焦而灵活加减应用，开宣上焦，运化中宫，填补下元，并佐活血化瘀方能奏效。

八、肺纤维化

张老将肺纤维化分为早、中、晚三期进行辨证论治。

（一）早期气阴两虚：肺胃两虚兼络脉受损

症状：呼吸不利，气短乏力，干咳或咳痰量少色白而黏，胸闷胸胀，夜间可加重，口干咽燥，胃脘嘈杂，食欲不振，干呕或呃逆，可有反酸、烧心，舌红苔薄，脉弦细数或脉细弱。

治法：补气养阴，清降肺胃，化瘀通络。

方剂：千金麦门冬汤合桂枝茯苓丸加减。

药用：麦冬、法半夏、甘草、生地黄、紫菀、竹茹、桔梗、桑白皮、生姜、麻黄、桂枝、茯苓、桃仁、牡丹皮等。

（二）中期子盗母气：肺脾气虚兼痰瘀互结

症状：呼吸困难，气短息促，咳嗽咳痰，胸闷痛，不欲饮食，消瘦乏力，腹胀便溏，声低气怯，易困倦，面白或面色萎黄，可伴有浮肿，舌淡苔白腻或舌暗有瘀斑瘀点，脉细弱或缓大，不任重按。

治法：培土生金，健脾益气，化痰祛瘀。

方剂：保元汤合鳖甲煎丸加减。

药用：黄芪、人参、甘草、肉桂、醋鳖甲、土鳖虫、葶苈子、射干、法半夏、厚朴、枳壳、桃仁、牡丹皮、白芍、桂枝等。

（三）晚期摄纳失常：肺肾虚衰兼瘀毒为患

症状：呼吸困难，动则益甚，呼多吸少，喘促气息不降，咳嗽咳痰，胸闷痛，面黑唇暗，疲乏困倦，畏寒肢冷，腰膝软弱无力，丧失劳动能力，可有足膝水肿，舌胖大苔白或舌紫暗润滑，脉沉细弱无力。

治法：补肾纳气，金水同治，化浊祛瘀。

方剂：安肾汤合三甲散加减。

药用：苍术、茯苓、菟丝子、补骨脂、胡芦巴、韭菜子、附子、小茴香、蛤蚧粉、紫河车、醋鳖甲、炙龟甲、土鳖虫、僵蚕、蝉蜕、红景天、白芍、当归、甘草等。

九、不寐

失眠，中医称为不寐。关于不寐，张老有较为体系化的诊治方法。简述如下。

（一）辨证

关于不寐辨证，首辨神伤，次辨气郁，再辨本虚，后辨邪郁。

1. 辨神伤

患者表现为心境低落，屏人独居，寤不成寐，焦虑，神耗如溃，抑郁悲泣，隐情曲意，寡欢不悦等。

2. 辨气郁

气郁多为西医所称之躯体不适，如胸闷、胸痛、善太息、心慌、心下痞闷、知饥而脘中不爽、胸背胀痛、腹胁胀满、嗳气、腹胀便秘等。患者自觉严重，但无器质性疾病。

（二）治疗

治疗不寐，张老重视心理疗法和药物治疗的密切配合。

1. 心理疗法

古代医家重视心理疗法。华岫云称："五郁之治犹虑难获全功……全在病者能移情易性。"医生诚恳的应诊态度，耐心地倾听病史，体察病情，同情患者的痛苦，劝慰鼓励，建立患者对医生的信任，既属于心理疗法，更是取得治疗成功的重要环节。自古医患关系融洽，属中医优势。清代医家王孟英处方治病必先立案，对患者体贴入微，有的患者尚未服药，先闻其案，病即愈半，更有阅案病愈而不再服药者。如某夫人辟谷慕仙，屏人独居，施治则拒，或以为颠疾，家人无策，延王孟英书一案，令读之，果纳谷而痊，其神妙类如此。

2. 药物治疗

辨证当以疏肝理气、宁心安神为主。郁火伤阴、兼瘀夹湿者，则兼清郁火养阴、化瘀祛湿。

疏肝理气：适用于肝郁气滞、结聚不散者，表现不寐伴见胁肋疼痛，固定不移，嗳气不已；或寒热往来，或胸脘气结；或气阻喉间，气与痰结，吞之不下，吐之不出，舌红，苔薄白，脉弦细。用药宜辛散而不破气，常用香附、郁金、枳壳、瓜蒌皮、桔梗、旋覆花、炙枇杷叶等。胸闷者重，用枳壳、桔梗、瓜蒌皮；腹胁胀满者，重用香附、郁金；嗳气呃逆重者，用旋覆花、炙枇杷叶。

宁心安神：适用于肝血不足，阴虚阳亢，邪火上乘，虚热内亢，症见虚烦不眠，心神不安，心悸盗汗，头昏目眩者。常用酸枣仁、炙远志、石菖蒲、夜交藤等。张老对石菖蒲的应用体会颇深，临床常将远志、石菖蒲、酸枣仁三味药物协同使用，治疗失眠效果显著。

养阴益气：症见体倦神疲乏力，气短懒言，形体消瘦，咽干口渴，汗多，胁肋隐痛，或有心悸失眠，舌质干红少苔，脉虚数。本病患者多有郁火伤阴，用药应滑润以濡燥涩，而不滋腻气机。润肺多用明沙参、百合，益胃多用石斛、玉竹，滋肾多用女贞子、生地黄，病久耗气者常用南沙参益气而不壅塞气机。

清泄火郁：针对心火郁滞，用药在乎苦以泄热，而不损胃。适用于肝郁生热化火，肝火内郁，症状伴见胁胀疼痛，口干、苦，或日晡潮热，自汗盗汗，或妇女月经过多，淋带杂下者。常用连翘心、黄连、黑山栀、竹叶、莲子等。

化瘀通络：气郁而瘀者应行气活血通络。主要用于胸中血瘀，胸痛，或烦闷，心悸失眠，急躁善怒，入暮阵热，或舌质暗红，舌边有瘀斑，舌红有瘀点，唇暗或目眶暗黑，脉涩或弦紧者。常用琥珀、降香、丹参、生蒲黄、益母草等。

宣通湿滞：气郁则水停、湿滞，故宜芳香宣化、淡渗利湿。常用藿香、苍术、薏苡仁、茯苓等。

补益心胆：久病耗伤正气，惊恐失眠，夜寐不宁，梦中惊跳怵惕者。常用茯苓、茯神、人参、远志、石菖蒲等。

第二节　核心方药

一、常用药对

（一）枳实、枳壳

枳壳、枳实是张老治疗肺气闭郁常用的开降肺气配伍。枳壳开泄肺中滞气，枳实破气、下气，都是开肺气的上品。《本草纲目·木部》云："枳实不独治下，而枳壳不独治高也。"张老认为枳壳与枳实均能利肺气，枳壳味薄以开肺气为主，枳实以降肺气为主，临床上可合用来增强宣通肺气的力量。

（二）枳壳、桔梗

枳壳辛苦而凉，功能开泄肺中滞气，桔梗味辛，功能宣肺祛痰，二者联合使用有开通肺气郁滞之妙，寒热虚实诸证均可使用。张老认为，枳壳与桔梗配伍，若以 4：3，则重在调节气机，若以 3：2，则重在调和痰液使之易出。

（三）青皮、陈皮

青皮、陈皮二味均为苦辛温之品。对于青皮，《古今医案按·卷五》罗谦甫云："青皮苦辛平，散肺中滞气。"张老认可罗谦甫的观点，认为青皮有良好的开泄肺气作用。青皮与陈皮的配伍，可追溯到《太平惠民和剂局方·卷二》所载白术散（白术、山药、桔梗、茯苓、甘草、白芷、陈皮、青皮、香附、炮姜），《太平惠民和剂局方·卷五》所载来复丹（硝石、太阴玄精石、舶上硫黄、五灵脂、青皮、陈皮）。另外，尚有诸多医家对此进行记载，如元代曹世荣《活幼心书·散剂》南星腹皮散，元代李东垣《医学发明·卷四》加减泻白散等。经张老临床实践证明青皮确有宣通肺气的作用，常将其与陈皮同用而取效。用于肝阳素旺、肺气闭郁证，见痰阻肺气、胸闷喘急，不宜用麻黄开泄者，则代之以枳壳、枳实、青皮。陈皮既可醒脾开胃，又能开泄肺气。张老常将青皮与陈皮合用，以达开肺气、疏肝滞、运脾气的作用。

（四）酸枣仁、石菖蒲、远志

张老曾统计 53 种古医籍中的 116 首安神方剂，其中用酸枣仁者 43 首（37%），用远志者 34 首（29%），远志与石菖蒲同用者 28 首（24%），而仅用石菖蒲者 7 首（6%）。王学权在《重庆堂随笔·卷下》中生动描述了石菖蒲的解郁作用，称其"舒心气，畅心神，怡心情，益心志，妙药也"。张老临床上体会到酸枣仁、远志、石菖蒲同用，安神效果较好。

（五）僵蚕、乌梅

僵蚕咸辛、乌梅酸温，为辛酸之法，此二味即济生乌梅丸。张老临床用此配伍时选用乌梅煅炭，内服或外敷，治疗肝风夹痰所形成的痰核、瘀肉，如声带息肉、体表肿块等，取得良好疗效。清代陈修园称此方为济生乌梅丸，并记载于《时方歌括》中："治大便下血如神。下血淋漓治颇难，济生遗下乌梅丸，僵蚕炒研乌梅捣，醋下几回病即安。（僵蚕一两炒，乌梅肉一两半，共为末，醋糊丸桐子大，每服四五十丸，空心醋汤下）"而《重订严氏济生方·血病门》原书记载："治大便下血不止。乌梅（三两，烧存性用），上为细末，好醋打米糊为丸，如梧桐子大，每服七十丸空心食前，用米饮送下。"严用和用以治疗肠风、便血，原书中乌梅丸仅含乌梅一味药。僵蚕是何人所加，尚有待考证。《神农本草经》载此二味有消斑、去瘀肉等功效，指出乌梅治疗"死肌，去青黑痣"，白僵蚕能"去三虫，灭黑䵟，令人面色好"。张老指出，此方药简而配伍精当，值得进一步研究并加以推广。

（六）麻黄、刺蒺藜

麻黄易动阳，有的咳嗽患者在服用该药后，出现心烦、汗多、失眠等，尤其是有高血压、冠心病等基础疾病史而易于肝阳上亢的患者，运用该药后更易诱发或加重基础疾病，出现上述或更严重症状。但麻黄的开宣肺气之效较好，又需要用，而刺蒺藜可潜阳，两者配合，既取麻黄解表止咳之用，又可去其动阳之副作用，且刺蒺藜亦降气止咳，如《名医别录》载其"主咳逆伤肺"。

（七）麻黄、连翘

麻黄辛温发散，连翘苦微寒。临床上张老常将此药对运用于感受外邪，卫表之气怫郁较重，症见发热、恶风、口渴、苔黄等。张老认为辛温与辛凉两类解表药，均为开通表气而设，不是截然划分的。对于内闭温邪，复感寒邪者，表气闭郁较重，即用此辛温而复加辛凉法，加柴胡、葛根，或金银花、桑叶等。如《临证指南医案·温热》指出温邪伤肺，扰其气机可见"外寒似战栗"，邪郁于少阳经，或外感风热，邪入气分而热未伤津，张老常以辛凉之柴胡替换辛温之麻黄，即吴坤安的柴葛芩翘方；表闭较重，见恶风者，加麻黄。如《伤寒指掌·察舌辨证歌》云："黄胎虽主里，如胎薄而滑者，是热邪尚在气分，津液未亡，不妨用柴、葛、芩、翘或栀、豉、翘、薄之类，轻清泄热，以透表邪，亦可外达肌分而解也。"柴葛芩翘方验之于临床，疗效确切。晚清张子培的银翘散加麻黄汤以及何廉臣引申出的桑菊饮加麻黄方，均为张老临床常用。

（八）僵蚕、蝉蜕

僵蚕平肝、祛风痰之力较强，而疏风稍弱；蝉蜕长于疏风，而平肝之力稍逊，故张老在疏风平肝肃肺法中，将二者合用，使疏风与平肝并举而增强疗效。

（九）僵蚕、天麻

天麻和僵蚕是张老常用的药对，天麻甘平入肝经，功能平降肝气。僵蚕一味，杨栗山的解释最有深意，言其"味辛苦气薄，喜燥恶湿，得天地清化之气，轻浮而升阳中之阳，故能胜风除湿，清热解郁，从治膀胱相火，引清气上朝于口，散逆浊结滞之痰也"（《伤寒瘟疫条辨》）。张老用这一药对，升降并用以化痰湿，平肝降气。

（十）天麻、川芎

天麻甘平，功能补肝肾之阴，平降肝之逆气；川芎辛温，血中气药，能畅通血行，肝藏血主疏泄，体阴而用阳，二药合用能补肝之体，行肝之用，对于流利气血、通畅血脉殊有妙用。

（十一）桑白皮、地龙

桑白皮味甘、辛，性寒；地龙味咸，性寒。张老用此配伍以平肝清热、息风通络，运用于肝气素旺，伤及肺金，或肺气闭郁，郁热内生，引动肝风乘侮肺金，血络瘀滞者，见咳嗽、喘息、脉弦等。吴鞠通《温病条辨·解儿难》

言桑白皮"实肝经之本药也"。张老认可此观点，认为桑白皮确能清肺平肝止咳。但吴鞠通同时在《温病条辨·解儿难》说："外感则引邪入肝肾之阴，而咳嗽永不愈矣。"张老指出此观点值得商榷，外感之人合理配伍疏散之品则可灵活运用。地龙能入肝经而平肝息风清热，《本草纲目·虫部》载此物"性寒而下行""能解诸热疾"。张老用桑白皮配伍地龙，治疗肺气闭阻，肝气不得生发，内风旋动，扰及肺金或者肝气素旺，乘侮肺金者，取二者清肝泄肺息风而止咳平喘的功效。

（十二）决明子、槐角

决明子，味苦、辛，性微寒，归肝、大肠经。《本草求真·卷三》描述其特性："苦能泄热，咸能软坚，甘能补血。力薄气浮，又能升散风邪，故为治目收泪止痛要药。"槐角，味苦，性寒，归肝、大肠经，具有凉血止血、清肝明目、润肠通便功效。张老将此二味配伍，用于肝阳偏旺而感受温邪者，一以疏散卫表之风热邪气，二以平肝而清泻肝热明目，三以润肠通便。尤其适于老年肝阳偏亢体质，感受温邪，见大便秘结者。

（十三）大黄、荆芥

大黄苦寒，荆芥辛温，此二味即倒换散。张老用此二味配伍治疗因肺气闭阻，通调、通降之能失职，大小便排泄障碍者。此方为刘完素所创，依据其阳气怫郁、玄府气液理论而制方，载于《黄帝素问宣明论方·杂病门》，原方主治"无问久新癃不通，小腹急痛，肛门肿疼"。荆芥穗辛散气香，质轻透散，为开宣肺气之用；大黄苦寒降泄，为通降腑气之用。《医方考》云："用荆芥之轻清者，以升其阳；用大黄之重浊者，以除其阴；清阳既出上窍，则浊阴自归下窍，而小便随泄矣。方名倒换者，小便不通，倍用荆芥；大便不通，倍用大黄，颠倒而用，故曰倒换。"对于大小便不畅通因于肺气闭阻者，张老以此二味恢复通调、通降，升清降浊，如《临证指南医案·肺痹》有云："肺与大肠为表里，又与膀胱通气化，故二便之通闭，肺实有关系焉。"

二、常用处方

（一）加味杏苏散

组成：苏叶 10g，麻黄 10g，杏仁 10g，法半夏 10g，陈皮 10g，前胡 15g，枳壳 12g，桔梗 12g，茯苓 15g，生姜 10g。

功效：宣肺散寒，化痰止咳。

适应证：咳喘之属外感风寒，内生痰饮者。

方论解析：吴鞠通《温病条辨·补秋燥胜气论》云："燥伤本脏，头微痛，恶寒，咳嗽稀痰，鼻塞，嗌塞，脉弦，无汗，杏苏散主之。"此方本专为凉燥而设，以苦温甘辛之法，发表宣化，乃表里同治之方，外可轻宣发表而解凉燥，内可理肺化痰而止咳嗽，表解痰消，肺气调和。张老认为此方可用于外有表寒、内有痰饮之外寒内饮之证，与经方小青龙汤有异曲同工之处，唯作用力度稍逊于小青龙汤，如吴鞠通云："杏苏散，减小青龙汤一等。"张老临床将杏苏散与三拗汤合用，增强其散表寒之力。方中选用苏叶、麻黄解表散寒，杏仁、枳壳、桔梗开宣肺气，两组药同用，外散风寒，内宣肺气。法半夏、陈皮、前胡、茯苓、生姜温化痰浊，合枳壳、桔梗二药则暗含枳桔二陈汤基本架构，宣肺化痰，亦兼顾中焦脾胃生痰之源。诸药合用，共奏宣肺散寒、化痰止咳之功。

临床发挥：杏苏散为治疗咳嗽常用方剂，吴鞠通曾云"杏苏散乃时人统治四时伤风咳嗽通用之方"，此方乃参苏饮、杏苏饮的化裁方，主治外有"次寒"或风寒表证轻症，内有痰饮证。在痰饮治疗方面，主要针对即病之饮、新生之饮，但温化之力略有不足。张老临床上将此方进行改造，加麻黄合三拗汤增强其解表散寒、宣肺平喘之力，加枳壳、桔梗合为枳桔二陈汤，肺脾兼顾，增强其温化痰饮之功，从而形成个人验方加味杏苏散。此方主要运用于各类急、慢性支气管炎，上呼吸道感染，咳嗽变异性哮喘，慢性阻塞性肺疾病急性期等呼吸系统疾病，症见咳嗽频作、咽痒、咯吐白色泡沫痰，常伴头痛、鼻塞、眼痒、喷嚏、恶寒无汗、全身酸痛等表寒证，舌苔薄白，脉浮或浮紧。表证不明显者，易麻黄为炙麻黄绒，取其止咳之力而减解表之功；表证较重者，加防风、辛夷等辛温风药以助苏叶之力；痰热较重者，症见咯吐黄色黏痰者，去生姜加黄连、瓜蒌皮、金荞麦、浙贝母等清肺化痰之品；咳嗽较甚，且痰量明显较多者，加矮地茶祛痰止咳。

（二）小陷胸加枳实汤

组成：黄连、半夏、瓜蒌、枳实。

方源：出自《温病条辨·中焦》。主治阳明暑温，水结在胸，面赤身热头晕，不恶寒，但恶热，渴欲凉饮，饮不解渴，得水则呕，按之心下痛，小便短，大便闭，苔黄滑，脉洪滑者。其方变通于仲景小陷胸汤，《伤寒论》言："小结胸病，正在心下，按之则痛，脉浮滑者，小陷胸汤主之。"吴鞠通加枳实，取其苦辛通降，开幽门而引水下行也。不仅治脘痞，还可以治脘痛。

功用：清热化痰，辛开苦降。

方解：黄连苦寒泄热，半夏辛温燥实，两药组成辛开苦泄的基本结构。瓜蒌清热涤痰，宽胸利肠，助黄连泄热，助半夏开结，枳实苦泄辛散，破气消痞。共奏辛开苦降之功、分解胸膈痰热互结。

适应证：痰深而不易咳出，咳痛引胸胁，或频咳不已，咯痰色黄，舌苔黄浊或黄腻。

临证心得：若肺气郁闭、咳喘较重者，常与三拗汤合用，取麻黄、杏仁开达肺气而定喘咳；若肺热壅盛，常加鱼腥草、金荞麦清化痰热；若痰黄甚，加黄芩、连翘增强清热之力；若咳痰量多、质稠浊而色灰白者，可与叶天士之蒌杏橘贝汤合用，药如瓜蒌、杏仁、陈皮、贝母、薏苡仁、枇杷叶等；若患者性情急躁易怒，胁肋疼痛，头晕，血压升高，脉弦，则考虑木火刑金，肝火犯肺，常与泻白散合用，以清泄肝火，宁肺止嗽。

（三）减味麻杏石甘汤

组成：炙麻黄、杏仁、连翘、知母。

方源：《伤寒论》之麻杏甘石汤与白虎汤合方，以连翘易石膏而成。

功用：宣肺清热。

方解：石膏性寒，为清解气分热之要药，适用于肺胃热盛之白虎汤证或邪热壅肺致咳喘之麻杏甘石汤证。连翘苦能泻火，寒能清热，入心、肺二经，长于去上焦诸热。知母辛苦寒凉，下润肾燥而滋阴，上清肺金而泻火。本方辛寒，清气分热之力减麻杏石甘汤一等，更适用于热犯肺胃而病变偏重于肺者。

适应证：咳嗽，而非气促喘息。

临证心得：若兼恶风、咽喉疼痛者，加牛蒡子疏风利咽；伴咽痛较剧、咽后壁充血明显或扁桃体肿大者，加大青叶、射干清热解毒；咳痰黏滞不爽者，加瓜蒌皮、枳壳、桔梗清涤热痰。

（四）加味麦门冬汤

组成：麻黄、麦冬、生地黄、紫菀、前胡、桔梗、金银花、刺蒺藜、黄芩。

方源：最早见于张仲景的《金匮要略·肺痿肺痈咳嗽上气病脉证治第七》：“火逆上气，咽喉不利，止逆下气者，麦门冬汤主之。”孙思邈在金匮麦门冬汤的基础上改进，增入桔梗、桑白皮、生姜、生地黄、紫菀、竹茹、麻黄，去人参、大枣、粳米，制成麦门冬汤（千金麦门冬汤）。张老结合吴鞠通治疗秋燥后期肺胃阴伤之咳嗽运用沙参麦冬汤的思路对麦门冬汤加减化裁，形成加味麦门冬汤，主要用于急、慢性支气管炎，各种肺炎，支气管哮喘，结核等所致咳嗽，以阴虚型治疗效果尤佳。

功用：养阴化痰，宣肺止咳。

方解：以麦冬、麻黄为君，麦冬滋养肺阴，麻黄宣肺平喘；紫菀、前胡、桔梗为臣，增强麻黄的宣肺止咳平喘力量；生地黄、金银花、黄芩、刺蒺藜为佐药，其中，生地黄滋肾养阴，与麦冬相配，金水相生，共达滋养肺阴之效，金银花、黄芩苦泄肺热；方中较为重要的佐药是刺蒺藜，该药味辛、苦，性微温，一能止咳平喘，增强麻黄、前胡等止咳平喘作用，二能用于制约麻黄的辛温动阳之性。

适应证：用于多种呼吸系统感染所致咳嗽后期，以阴虚为主者最为适宜。患者常有咳嗽，痰少，或干咳，胸闷，咽部不适，面部潮红，甚或气紧咽痒，舌红少苔，脉细等基本表现。

临证心得：若咳痰黄稠，大便略干，脉数，则肺之余热尚未净，宜增入桑白皮、地骨皮；若咳痰不爽，痰黏难出，可入川贝母、竹茹等化痰；若咳嗽较久，可入百部敛肺止咳；或患者大便稀溏，去生地黄，改用北沙参等润肺，并适当减少金银花、黄芩的剂量；若咳嗽较甚，伴胸闷，宜增强开宣肺气之力，入杏仁、款冬花、葶苈子等；若伴咽喉不适明显，查咽部充血，可去生地黄，入牛蒡子、马勃等。

（五）枳桔二陈汤

组成：枳壳、桔梗、陈皮、半夏、茯苓、生姜、甘草。

方源：原名枳梗二陈汤，即二陈汤加枳壳、桔梗，出自《医学入门·卷八》，后《医宗金鉴》称之为枳桔二陈汤，治疗"胸膈膨满，呕吐痰涎"。

功用：宣肺行气化痰。

方解：半夏化痰燥湿，陈皮化痰行气，茯苓甘淡祛湿，二陈汤是治痰饮的典型方剂。枳壳、桔梗开宣肺气，加重行气之力，气行则痰消；生姜和胃；甘草调和诸药。

适应证：胸闷，咳声重浊，痰多而稀，脉沉滑，苔白，中焦运化不畅，痰浊内生者。

临证心得：多用于慢性阻塞性肺疾病急性加重期之后，病情迁延难复的阶段。张老治痰以枳桔二陈汤为主，法半夏、陈皮（如欲增强行气之力则易为青皮）为化痰之经典药对，枳壳（欲增强降气之力则易为枳实）、桔梗为宣肺之经典药对，两对经典药对组合，宣肺化痰，可谓经典。张老使用此方颇为灵动，如痰与热结则加用泻白散，如肺气郁痹痰浊内阻则加用杏苏散、三拗汤、或瓜蒌薤白半夏汤，肺寒痰饮阻结则合以《金匮要略》之射干麻黄汤，总之，是以枳桔二陈汤为主方的宣肺化痰法。

（六）加减半夏泻心汤

组成：半夏、黄连、黄芩、枳实、杏仁。

方源：即半夏泻心汤去甘草、干姜加枳实、杏仁汤方，出自吴鞠通《温病条辨·中焦篇》。主治阳明湿温，脉滑数，不食不饥不便，浊痰凝聚，心下痞满。

功用：辛开苦降，清热利湿。

方解：半夏辛温通胃阳，开达温散湿结；黄芩、黄连苦寒而开泄，清降热结；再加杏仁宣达上焦肺气，并合枳实畅通大肠之气。总之，杏仁开上，半夏、黄芩、黄连散结运中，枳实导下，使上、中、下之气机条达。

适应证：湿热痞结中焦之证，心下痞满，舌苔或黄或浊，脉滑数。

临证心得：用于胃痛、腹泻、呃逆、呕吐、胃食管反流性咳嗽等见湿热互结证者。

（七）刘氏桔梗散

组成：薄荷、黄芩、甘草、桔梗、连翘、栀子、竹叶。

方源：刘氏桔梗散乃"金元四大家"之首刘河间所制。《素问病机气宜保命集·解利伤寒论》云："如身热、脉洪、无汗、多渴者，是热在上焦，积于胸中，宜桔梗散治之。"王孟英在《温热经纬·方论》中称之为清心凉膈散。

功用：辛凉开达，清热宣肺。

方解：方中桔梗、薄荷质轻宣肺，使邪有出路，由气分透于卫分而出；竹叶、黄芩、栀子、连翘清气，使邪气从气分而化。诸药合用，含"治上焦如羽，非轻不举"之意。其中桔梗能宣肺、利咽、排痰，可做舟楫之品，载诸药上行。如见咳嗽，则宣肺排痰；如见咽痛，则利咽止痛；如见热重，则引诸药入上焦，疏风清热。何秀山在《通俗伤寒论·发汗剂》按语中言道："刘河间桔梗汤，君以荷、翘、桔、竹之辛凉，佐以栀、草之苦甘，合成轻扬清散之良方。善治风温风热等初起证候，历验不爽。"

适应证：风热郁肺之上焦热证，症见咳嗽、胸闷、咽痛、口舌生疮等。

临证心得：可用于风热咳嗽、灼口症、咽炎、扁桃体炎、痤疮等病。

（八）苍芷芩连白虎汤

组成：蔓荆子、苍耳子、白芷、黄芩、黄连、石膏、知母、天花粉、皂角刺、赤芍药、甘草。

方源：《三因方》苍耳子散，《伤寒论》葛根芩连汤、白虎汤，《校注妇人良方》仙方活命饮，四方合用共成苍芷芩连白虎汤。

功用：清解热毒，宣肺通窍排脓。

方解：苍耳子散发散风寒、通利鼻窍，葛根芩连汤清解阳明经之热毒，以苍耳子、白芷、蔓荆子等代替葛根以加强药力并使其更具有针对性。苍耳子通鼻窍，为治鼻渊要药；白芷为病在阳明之表而设，且能通窍排脓；蔓荆子善止头痛。病在阳明，复入白虎汤之石膏、知母清解阳明郁热以增强药力。

再合皂角刺、赤芍、白芷、天花粉以解毒排脓，活血止痛。

适应证：症见鼻塞，流黄浊涕，眉棱骨痛，甚者发热，咳嗽，口渴，舌苔黄腻或黄浊，脉数。

临证心得：常用于鼻窦炎、副鼻窦炎。若见鼻塞、流清涕、气促者，为风寒束表，肺气失宣，可加麻黄、杏仁；流黄浊脓涕较多者，酌入蒲公英、败酱草、浙贝母等解毒排脓；有目痒、喷嚏、皮疹等风邪袭肺犯肝的表现，可加入蝉蜕、僵蚕、乌梅等祛风敛肝；如头额剧痛，或者偏头痛，辨为风痰阻络者，可加白附子、僵蚕、川芎、地龙；如络伤血涕，可用侧柏叶、白茅根等；素体正虚，疲倦乏力，面白唇淡，浊涕清稀色淡，经久不尽，迁延难愈，可加黄芪、当归等益气养血，以扶正祛邪。

（九）保元汤加味

组成：人参、黄芪、肉桂、甘草、生姜、五味子、补骨脂、桔梗。

方源：原方出自《博爱心鉴》，由人参、黄芪、甘草、肉桂、生姜组成。张老在原方基础上酌加五味子、补骨脂、桔梗三味治疗肺气虚损，升举无力之证。

功用：益气温阳，升举肺气。

方解：方以人参、黄芪甘温之品益肺气，肉桂、补骨脂助肾气，甘草和中气，五味子、甘草酸甘化阴气，辛平的桔梗载药上行以升举肺气。诸药合用，益气温阳，升举肺气。

适应证：肺脾两虚证，症见咳嗽，喘息，疲倦，气短，或自汗，恶风，舌淡红，苔白，脉缓者。

临证心得：鼻塞，清涕，加辛夷、防风。胸闷、气紧，加青皮、陈皮、枳壳、枳实。自汗，恶风，加防风、炒白术。吐白痰，加法半夏、茯苓、陈皮。纳差、便溏，加炒白术、茯苓、干姜。畏寒、动则气喘，加补骨脂、胡桃肉、沉香、蛤蚧、紫河车。

（十）苏子降气汤

组成：紫苏子、法半夏、厚朴、前胡、肉桂、当归、陈皮、大枣、生姜、甘草。

方源：此方出自《太平惠民和剂局方》，主治"虚阳上攻，气不升降，上盛下虚，膈壅痰多，咽喉不利，咳嗽"。

功用：补肾纳气，利气涤痰。

方解：紫苏子为君，顺气宽隔，涤痰肃肺；法半夏、陈皮、前胡、厚朴苦辛温，宣肃肺气，温化痰饮，为臣；肉桂温补肾元，纳气平喘，当归为佐，既养血补虚，活血通脉，又能治咳逆上气；生姜、大枣、甘草，辛甘温益气健脾，和胃降逆，为使。诸药合用，理气化痰开上，健脾和胃运中，温肾纳气奠下。

适应证：肾气亏损，痰气痹肺，上盛下虚的咳嗽变异性哮喘、慢性阻塞性肺疾病、肺气肿、慢性支气管炎等疾病。症见咳嗽，喘息，痰涎壅盛，胸中痞闷，短气，咽喉不利，头目晕眩，肢体倦怠，腰疼脚弱，或肢体浮肿，舌淡胖大苔白，脉弦滑等。

临证心得：若鼻塞流涕，咽痒，加辛夷、生荆芥、紫苏叶、麻黄；胸闷如滞，加枳壳、桔梗、陈皮等；若口唇紫暗，加桃仁、郁金、降香等；若气短懒言，倦怠无力，则加人参、黄芪；若纳差，便溏，则加炒白术、茯苓、砂仁等；若动则喘息，则加补骨脂、胡芦巴、蛤蚧、紫河车等；若畏寒，腰腿冷痛，则加白附片、干姜、小茴香；若下肢浮肿，则加益母草、车前子、怀牛膝等。

（十一）安肾汤

组成：鹿茸、附子、补骨脂、胡芦巴、韭菜子、菟丝子、苍术、茯苓、大茴香。

方源：方出《温病条辨·下焦篇·寒湿》："湿久，脾阳消乏，肾阳亦惫者，安肾汤主之。"原方主治寒湿内停日久，脾肾困惫之证。

功用：温补脾肾，纳气平喘。

方解：方以鹿茸补督脉之阳，附子、补骨脂、韭菜子、胡芦巴、菟丝子补肾中真阳；以苍术、茯苓渗湿补脾阳，脾肾之阳则补，则先后天得以固摄。其曰安肾者，肾以阳为体，体立而用安矣。

适应证：常用于治疗发病日久，肺气亏损、脾气不足、肾阳衰惫之证的慢性虚损性疾病，如慢性阻塞性肺病、哮喘、肺纤维化等。症见咳嗽，吐稀痰，喘息，动则加重，畏寒肢冷，纳差，便溏，腰骶脊髀酸痛，舌淡胖大苔白，脉沉弱。

临证心得：常以鹿角片替换鹿茸，以小茴香易大茴香。若鼻塞，喷嚏，咽痒，遇风冷则症状加重，加辛夷、防风、生荆芥；若咳嗽，胸闷，加炙麻黄、苦杏仁；若气短懒言，倦怠乏力，则加生晒参、黄芪；若大便溏甚，则加赤石脂；若舌质暗红，喘咳日久，前方效果不显，加当归、川芎、地龙，甚则加土鳖虫、桃仁等味。

第四章　验案评析

一、呼吸道感染

（一）风热外感案

张某，女，29 岁。2021 年 6 月 11 日初诊。

主诉：感冒 10 天。

刻下症：感冒 10 天，咳嗽，无痰，自觉咳嗽位置偏深，但无喘，咽喉痛，无发热，偶喷嚏，口干，夜间盗汗，双脉浮微弦，舌质暗红，苔薄黄欠润。

西医诊断：上呼吸道感染。

中医诊断：外感风热（风热犯肺证）。

治法：疏风清热，宣肺止咳。

处方：桑叶 15g，菊花 15g，牛蒡子 15g，射干 10g，连翘 15g，知母 10g，川贝粉 3g，天冬 15g，麦冬 15g，前胡 20g，甘草 3g，枳壳 15g。

煎服方法：6 剂，水煎服，饭后半小时温服。

二诊（2021 年 6 月 18 日）：服药后咳嗽消失，咽喉痛减轻，头闷痛，畏冷畏风，疲倦，偶鼻塞，口干，大便稍粘马桶，右脉浮缓，左脉缓，舌尖红，苔薄黄，中根部偏厚。前方化裁继服。

三诊（2021 年 8 月 5 日）：感冒两周，吃火锅后加重，咳嗽频繁，干咳，晨起咳黄痰，咽痛，汗多，恶寒，无鼻塞，胃脘略胀，大便黏，舌苔微黄较满布、根部稍厚，舌尖红，双脉细、尺弱。

处方：枳壳 15g，桔梗 12g，杏仁 12g，连翘 15g，法半夏 15g，黄芩

15g，射干 10g，石菖蒲 15g，白豆蔻 10g，川木通 10g，薏苡仁 15g，前胡 20g，甘草 3g，川贝母 10g。

煎服方法：6 剂，水煎服，饭后半小时温服。

四诊（2021 年 8 月 12 日）：仍咳嗽，痰少，难咳，胸闷，口干，吹空调后头闷痛，汗多，口干，疲倦，大便不成形，苔白厚多津。

处方：枳壳 15g，桔梗 12g，杏仁 12g，连翘 15g，法半夏 15g，黄芩 15g，石菖蒲 15g，枇杷叶 20g，白豆蔻 10g，川木通 10g，薏苡仁 15g，前胡 20g，甘草 3g。

煎服方法：6 剂，水煎服，饭后半小时温服。

五诊（2021 年 10 月 1 日）：感冒已愈，仍有咳嗽，无痰，无鼻塞鼻干，口干，疲倦，食欲好转，大便黏、不成形，次数多，舌边尖红，苔厚减轻，多津，脉沉细尺弱。

处方：枳壳 20g，桔梗 12g，法半夏 15g，茯苓 25g，橘红 15g，瓜蒌皮 12g，前胡 20g，苏叶 15g，甘草 3g。

煎服方法：6 剂，水煎服，饭后半小时温服。

后患者未再来诊。

按：临床中，外感咳嗽包含两种情况。其一为风寒、风热等六淫外邪侵袭肺脏导致的，多为感冒后出现的兼见症状之一；其二为脏腑功能失调，肺气不宣，又感受外邪，使原有咳嗽加重，并出现恶寒发热等表证的咳嗽。本案患者咳嗽、咽痛、口干，脉浮微弦，苔薄黄欠润，是典型的风热袭肺，属于上述第一种情况。《温病条辨》言："太阴风温，但咳，身不甚热，微渴者，辛凉轻剂桑菊饮主之。"张老选用桑菊饮疏风清热、宣肺止咳，合二冬二母散养阴止咳，加前胡、枳壳增强止咳之力，牛蒡子、射干清热利咽。二诊时患者症状减轻，出现畏冷、畏风，这是余邪未尽的表现，注意与阳虚鉴别。三诊时，患者两个月后再次感冒引发咳嗽，此次患者不但有肺热表现，而且有胃脘胀、大便黏、苔厚满布等脾虚湿盛表现。此时正值长夏，湿热较重，故张老选用甘露消毒丹加减清热化湿解毒，桔梗、枳壳、杏仁、前胡、半夏宣降肺气，化痰止咳。四诊去射干、川贝母，加枇杷叶肃肺止咳。五诊时咳而无痰，疲倦，大便不成形，去清热利湿药，加茯苓、橘红、瓜蒌皮、苏叶化痰理气健脾。

（二）风邪袭表、痰热内郁咳嗽案

孟某，女，64 岁。2021 年 4 月 6 日初诊。

主诉：鼻塞、头身疼痛 1 个月余。

刻下症：受凉后鼻塞，畏风寒，遇风流清涕，前额胀痛，项背僵痛，胸闷，右胁胀痛，胃胀，纳差，眠差早醒，大便不成形。舌质偏红，苔薄白，右脉沉细，左脉细缓。平素体虚易感。

诊断：咳嗽（风邪袭表，痰热内郁证）。

治法：祛风解表，宣降肺气，清热化痰。

处方：炒辛夷 15g（包煎），防风 15g，炙麻黄 10g，细辛 6g，制附片 12g（先煎），炙黄芪 50g，炙甘草 5g，炒酸枣仁 50g，生姜 10g，大枣 10g。

煎服方法：6 剂，水煎服，饭后半小时温服。

二诊（2021 年 4 月 23 日）：服药后鼻塞、睡眠好转，前额闷痛，颈、肩、腰酸软不适，疲乏，畏寒，纳欠佳，寐好转，舌质偏胖大，苔薄黄欠润，左脉缓，右脉沉细。

处方：防风 15g，生黄芪 30g，炒白术 15g，党参 15g，干姜 12g，当归片 10g，五味子 10g，炒酸枣仁 50g，炙甘草 5g，大枣 10g。

煎服方法：6 剂，水煎服，饭后半小时温服。

按：患者平素畏寒，素体阳虚，本次外感风寒，属阳虚感冒，治以仲景麻黄附子细辛汤加减，助阳解表。麻黄发汗解表，附子温经助阳，以鼓邪外出，两药配伍，温散寒邪而恢复阳气；佐以细辛外解太阳之表，内散少阴之寒，既能助麻黄发汗解表，又助附子温经散寒；生姜解表散寒。补散兼施，可使外感寒邪从表散，又可因护其阳，使里寒为之散逐，共奏助阳解表之功。患者鼻塞，加辛夷发散风寒，通鼻窍；防风祛风解表，胜湿止痛；大剂量黄芪益气固表；炙甘草、大枣补中；酸枣仁养心补肝，宁心安神。辨证准确，服药后患者逐渐好转，后期以玉屏风散合理中汤加减益气健脾固表调养，感冒次数渐少。

（三）湿温蕴肺发热案

董某，女，52 岁。2020 年 8 月 13 日初诊。

主诉：反复发热 1 个月。

刻下症：发热，体温 38.2℃，平时下午 1、2 点体温升高。偶尔汗出，气紧，说话气短，右胸痛，手心稍发热，精神可，舌红，苔白厚腻，脉象虚数。现因"重症肺炎"于四川省中医院住院治疗。

辅助检查：肺部 CT 见右肺中下叶白色高密度影。

西医诊断：重症肺炎。

中医诊断：湿温（热重于湿证）。

治法：清热化痰利湿。

处方：麸炒枳实 30g，法半夏 15g，茯苓 25g，陈皮 15g，青蒿 10g，酒黄芩 12g，青黛 10g，杏仁 12g，姜厚朴 15g，豆蔻 10g，薏苡仁 20g，小通草 10g，苏子 15g。

煎服方法：6 剂，水煎服，饭后半小时温服。

二诊（2020 年 8 月 20 日）：现无发热，偶尔气紧，深呼吸明显，无疲倦、咳嗽，纳可，精神可，右侧胸部仍有压迫感。近期易发口腔溃疡，口腔烧灼疼痛，对热、辣食物敏感，口渴缓解，饮水较多，舌红少苔，舌心苔色微黄，脉缓。

处方：西洋参 10g，天冬 15g，麦冬 15g，生地黄 5g，熟地黄 5g，干石斛 20g，黄芩 5g，麸炒枳壳 25g，茵陈 15g，青黛 10g（包煎），甘草 3g，生黄芪 20g。

煎服方法：6 剂，水煎服，饭后半小时温服。

三诊（2020 年 9 月 11 日）：气紧，偶尔咳嗽，无咯痰，饮水、就餐时易出汗，动则汗出，较前好转，背痒，深吸气觉背部疼痛，胁痛，眠浅易醒，舌质胖大，苔白厚满布，脉虚数。

处方：西洋参 10g，天冬 15g，麦冬 15g，生地黄 5g，干石斛 20g，黄芩片 5g，麸炒枳壳 25g，甘草 3g，黄芪 20g，茵陈 15g，莲子 12g，炒酸枣仁 30g，牡蛎 30g。

煎服方法：6 剂，水煎服，饭后半小时温服。

按：患者反复发热 1 个月，午后热甚，伴舌红、苔白厚腻，脉虚数，且正值夏月，属于湿温。张老认为湿温的辨证，首辨湿热偏盛，次辨温热部位，而湿温的治疗总以分解湿热、湿去热孤为原则，包括宣肺、温化、淡渗三法。此案例属于热重于湿、病位在上焦的湿温。张老选用蒿芩清胆汤合三仁汤化裁，清热化痰利湿。张老认为，该方以蒿芩清胆汤分消走泄；青蒿清芬透络，领邪从少阳外出；又以青黛、通草清热利尿导邪外出，既除湿清热，又给邪以出路，故临床用之疗效确切。加杏仁宣利上焦肺气，气行则湿化；豆蔻芳香化湿，行气宽中，畅中焦之脾气；薏苡仁甘淡性寒，渗湿利水而健脾，使湿热从下焦而去，三仁合用，三焦分消；厚朴行气化湿，通草甘淡渗湿，加苏子、枳实、杏仁降肺气。二诊时患者无发热，近期易发口腔溃疡、舌红苔少，用生地黄、熟地黄、天冬、麦冬、石斛滋阴润燥，西洋参清热生津，黄芪补气健脾、茵陈清热利湿，黄芩、青黛清热泻火，枳壳行气宽中，诸药共奏养阴清热、行气利湿之功。三诊时患者舌体胖大、苔白厚满布，去青黛、熟地黄，加牡蛎、莲子、酸枣仁敛阴潜阳，宁心安神。

（四）外邪袭肺咳嗽案

曾某，男，28 岁。2021 年 9 月 9 日初诊。

主诉：咳嗽。

刻下症：咳嗽，咯白痰，咽喉异物感，无咽痛。舌暗红，花剥苔，中部舌苔偏黄，脉缓。

既往史：慢性咽炎 8 年，鼻甲肥大术后。

诊断：咳嗽（外邪犯肺证）。

治法：宣肺止咳，健脾化痰。

处方：紫苏叶 15g，麻黄 10g，燀苦杏仁 12g，法半夏 15g，生姜 10g，茯苓 20g，化橘红 15g，麸炒枳壳 20g，桔梗 15g，前胡 20g，生甘草 3g。

煎服方法：6 剂，水煎服，饭后半小时温服。

二诊（2021 年 9 月 16 日）：咯痰较前缓解，遇事焦虑，两手脉缓，舌质稍暗，舌苔薄白满布欠润少津，不抽烟则症状缓解。

处方：紫苏叶 15g，麻黄 10g，燀苦杏仁 12g，法半夏 15g，生姜 10g，茯苓 20g，化橘红 15g，麸炒枳壳 20g，桔梗 15g，前胡 20g，生甘草 3g，麦冬 10g，枇杷叶 30g。

煎服方法：6 剂，水煎服，饭后半小时温服。

三诊（2021 年 9 月 13 日）：口咸，进食肥甘厚味后咽喉有异物感，舌质淡红，苔薄白，脉缓。

处方：紫苏叶 15g，焯苦杏仁 12g，法半夏 15g，生姜 10g，茯苓 25g，化橘红 20g，麸炒枳壳 20g，桔梗 15g，前胡 20g，生甘草 3g，姜厚朴 15g。

煎服方法：6 剂，水煎服，饭后半小时温服。嘱患者锻炼身体。

按：张老在临床治疗咳嗽重视辨别病位，此患者仅咳嗽、咯白痰，为外感咳嗽，病位在肺。外邪犯肺，肺气失宣，故咳嗽。肺失清肃，津液不布而凝结成痰，治疗应宣肺止咳化痰。张老常采用三拗汤合杏苏散加减。麻黄开宣肺气；紫苏解表散寒；桔梗、枳壳宣肺，杏仁、前胡降肺，一宣一降，升降相因；半夏、橘红燥湿化痰；茯苓健脾利水渗湿；生姜助麻黄、紫苏解表散邪；甘草调和诸药。肺部疾患容易累及脾胃，应当注意提前顾护脾胃。二诊时患者咳嗽、咯痰减轻，苔欠润，前方加麦冬、枇杷叶润肺止咳。三诊时，患者已无咳嗽，有咽喉异物感，去麻黄、麦冬、枇杷叶，加厚朴理气消痰。

（五）风邪袭表，痰热内郁咳嗽案

谢某，女，67 岁。2020 年 10 月 15 日初诊。

主诉：咳嗽 1 个月余。

刻下症：发作性阵咳，干咳为主，痰少难咯，咽痒、烧灼感，皮肤瘙痒，伴头痛、胸痛，口苦、口渴欲饮，反酸，大便每日 2～3 次，不成形。舌红，苔厚多津微黄，脉中取弦。

西医诊断：支气管炎。

中医诊断：咳嗽（风邪袭表，痰热内郁证）。

治法：祛风解表，宣降肺气，清热化痰。

处方：荆芥 12g，防风 15g，麻黄 10g，焯苦杏仁 15g，生石膏 15g，生黄芩 15g，连翘 15g，生黄连 10g，生姜 10g，海螵蛸 30g，煅瓦楞子 30g，麸炒枳壳 25g，桔梗 15g，金荞麦 30g，前胡 20g，生甘草 3g。

煎服方法：6 剂，水煎服，饭后半小时温服。

二诊（2020 年 10 月 22 日）：服药后咳嗽明显减轻，咽喉异物感、烧灼感，无痰，皮肤瘙痒缓解，晨起口苦，自觉阵发性心悸，眠差，大便可。舌红，苔稍厚微黄，左脉缓偏沉，右脉中取微弦。

处方：荆芥 12g，防风 15g，麻黄 5g，焯苦杏仁 15g，生石膏 15g，生黄芩 15g，连翘 15g，生黄连 10g，生姜 10g，煅瓦楞子 30g，麸炒枳壳 25g，桔梗 15g，金荞麦 30g，前胡 20g，生甘草 3g，紫苏叶 15g，酸枣仁 50g。

　　煎服方法：6 剂，水煎服，饭后半小时温服。

　　按：张老推崇叶天士《临证指南医案》所言咳嗽治法，并结合自身多年的临床经验，形成了独有的辨治体系。咳嗽病因分类不外乎外感和内伤，外感有风热、风寒、风燥，内伤有痰饮、木火刑金、阴虚、阳虚等。不论外感内伤，总以顺气为要，恢复肺司宣降之用，正如《医学正传·咳嗽》云："欲治咳嗽者，当以治痰为先。治痰者，必以顺气为主。"本案患者因脏腑功能失调，出现咳嗽，又感受外邪，故张老仿防风通圣散合半夏泻心汤之义，表里同治，辛开苦降，寒热并用。荆芥、防风辛温，祛风解表。麻黄辛温开宣肺气，以宣为降，缓气之上冲；石膏辛甘大寒，清肺肃肺，清泄肺热以生津，辛散解肌以透邪；杏仁降肺气。三药合用使肺之宣肃有常且能透邪外出。黄芩、黄连、连翘苦寒泄热，麻黄、桔梗、生姜开宣肺气，杏仁、前胡、石膏从下降肺气，枳壳理气宽中。张老认为枳壳、桔梗是治咳要药，遵《伤寒瘟疫条辨》所言："此二味，苦下气而散痞满，寒消热而除咳嗽也。"金荞麦清热化痰，表里同治，寒温并用，有宣有降，肺气宣通则咳自止。海螵蛸、煅瓦楞子，现代药理研究提示可制酸，张老对于胃食管反流情况引起的咳嗽，常加之。二诊时患者咳嗽明显好转，加紫苏叶，是遵李时珍之意认为紫苏叶能消痰利肺；另加酸枣仁补肝养心安神，帮助睡眠。

（六）风邪犯肺，兼有肝热咳嗽案

　　郭某，女，82 岁。2021 年 3 月 4 日初诊。

　　主诉：咳嗽，伴气紧半月余。

　　刻下症：咳嗽，气紧，遇空气刺激则气紧明显，有痰，难咯，多为黄色黏痰，鼻塞，咽喉异物感，头痛，活动后诸症加重，白天疲乏，夜晚眠差不易入睡，腹胀、便秘，纳可，口干，尿频、尿急、尿不尽。舌质偏红，欠润，苔薄黄，左脉弦微数，右脉弦。

　　既往史：冠心病；糖尿病，餐后血糖 12mmol/L，空腹血糖 8mmol/L；高血压，心衰伴心律不齐；鼻窦炎。

　　西医诊断：支气管炎。

　　中医诊断：咳嗽（风邪犯肺，兼有肝热证）。

治法：疏风宣肺止咳，清热平肝。

处方：桑叶 15g，菊花 15g，炒辛夷 12g，炒蔓荆子 12g，白芷 12g，生黄芩 15g，生黄连 10g，制远志 10g，石菖蒲 12g，炒酸枣仁 50g，蒲公英 30g，干益母草 12g，生甘草 3g，麸炒枳壳 15g，桔梗 12g。

煎服方法：6 剂，水煎服，饭后半小时温服。

二诊（2021 年 10 月 1 日）：服药后无气紧，仍咳嗽，偶咯浓痰或黄白色痰，痰量减少，腹胀明显减轻，便秘改善，偶有头痛，心慌心累，微汗出，自觉舒服，精神可。舌尖红，舌根部苔稍厚微黄，左脉微弦，偶有结代，右脉弦。

处方：桑叶 15g，菊花 15g，炒辛夷 12g，白芷 12g，生黄芩片 15g，生黄连 10g，石菖蒲 15g，炒酸枣仁 50g，干益母草 12g，生甘草 3g，麸炒枳壳 15g，桔梗 12g，生丹参 15g。

煎服方法：6 剂，水煎服，饭后半小时温服。

按：本案患者咳嗽咯黄痰，且难咯，口干，舌红、苔薄黄欠润为典型的风热犯肺的表现。患者有高血压病史且两手脉弦，有肝阳上亢的表现。肝火上逆，木火刑金，亦可导致咳嗽，故治疗当疏风宣肺止咳兼清热平肝。张老选用桑菊饮加减。桑叶、菊花既能疏散风热，又能清热平肝；鼻塞加辛夷；头痛加蔓荆子、白芷；枳壳、桔梗宣肺止咳；黄芩、黄连苦以清降；张老认为蒲公英清肺中痰热效果显著，用以治疗黄痰；远志、菖蒲豁痰开窍安神；患者有冠心病病史，加益母草活血化瘀，且能防止凉遏之弊；酸枣仁养心安神助眠，张老认为酸枣仁药食同源，较为安全，故常大剂量使用以养心安神助眠，疗效确切。二诊时患者咳嗽消失，偶咯少量黄白痰，腹胀、便秘改善，王孟英《温热经纬》载"肺胃大肠，一气相通"，上焦肺气得通，则下焦大肠亦通。又有心慌心累，故加丹参活血化瘀。

（七）肺气郁痹，津液亏虚咳嗽案

裴某，女，57 岁。2020 年 10 月 30 日初诊。

主诉：反复咳嗽伴气紧 4 个月余。

刻下症：咳嗽夜甚，气紧，咽干，咯吐白色泡沫痰，现未流黄鼻涕。舌质胖大，苔薄黄欠润，右脉中取弦，左脉弦。

辅助检查：右肝查见直径约 1.3cm 的弱回声结节；肝囊肿；右肾囊肿；

左侧乳腺结节，大小约 6mm×3mm；促甲状腺素（TSH）增高。

诊断：咳嗽（肺气郁痹，津液亏虚证）。

治法：宣肺止咳，滋阴降火。

处方：蜜麻黄 10g，煯苦杏仁 15g，麸炒枳壳 20g，桔梗 15g，前胡 20g，天冬 15g，麦冬 15g，浙贝母 10g，知母 10g，黄芩 15g，黄连 10g，金荞麦 30g，甘草 3g，地骨皮 15g，蜜枇杷叶 3g。

煎服方法：6 剂，水煎服，饭后半小时温服。

二诊（2020 年 11 月 5 日）：咳嗽减轻，仍气喘气紧，咳白色泡沫痰，咽喉异物感，咳嗽甚则干呕，下颌部左侧刺痛、右侧痒。口干不欲饮，眠差多梦，大便次数增多。舌红舌苔薄黄，右脉弦微数。

处方：蜜麻黄 10g，煯苦杏仁 15g，麸炒枳壳 30g，桔梗 15g，天冬 15g，麦冬 15g，浙贝母 10g，知母 10g，黄芩 15g，黄连 10g，金荞麦 30g，前胡 20g，甘草 3g，蜜枇杷叶 30g，青皮 20g，菊花 15g，射干 10g。

煎服方法：6 剂，水煎服，饭后半小时温服。

三诊（2020 年 11 月 13 日）：阵发性咳嗽，自觉咳嗽较深，干咳为主，痰少，咽干饮水不解，喜清嗓，背部时有发烫。舌色红，舌质胖大，苔薄白，右脉浮弦，左脉弦。

辅助检查：胸部 CT（2020 年 11 月 10 日）示双肺未见确切病变。

处方：菊花 15g，桑白皮 15g，地骨皮 15g，麸炒枳壳 20g，桔梗 12g，玄参 15g，天冬 15g，麦冬 15g，知母 10g，浙贝母 10g，射干 10g，金荞麦 30g，前胡 20g，甘草 3g，青黛 10g（包煎）。

按：此案患者咳嗽，夜间明显，肺气郁痹故气紧，伴有咽干、苔薄黄欠润等津液亏虚表现，同时还兼有脉弦、眠差等肝阳偏亢之象，治疗应宣肺止咳、养阴润肺，同时清泻肝火。方中麻黄宣肺平喘，枳壳、桔梗、杏仁、前胡是张老常用的宣降肺气、止咳平喘药，天冬、麦冬、知母、浙贝母养阴润肺止咳；黄芩、黄连清肝泻火，金荞麦清热化痰，地骨皮滋阴降火，枇杷叶清肺止咳。患者服用后咳嗽减轻，仍气紧气喘，枳壳加量以宽胸理气；口干，苔黄，脉弦，说明肝热仍重，去地骨皮，加青皮、菊花增强清肝之力；射干疗咽痛。三诊时患者阵发性干咳，但咳嗽较深，咽干饮水不解，舌红脉弦，合泻白散清泻肺热，加青黛增强清热平肝之力。

（八）风热犯肺，肺气失宣咳嗽案

彭某，女，56岁。2020年11月19日初诊。

主诉：咳嗽半个月。

刻下症：咳嗽，咳白色泡沫痰，鼻涕倒流，黄鼻涕多，背部动则汗出。舌淡红，苔稍厚微黄欠润，双脉浮缓。患者平素脾胃功能差。

既往史：糖尿病。

诊断：咳嗽（外感风热证）。

治法：宣肺止咳，清热化痰。

处方：紫苏叶15g，蜜麻黄绒5g，燀苦杏仁15g，法半夏15g，茯苓20g，化橘红15g，生黄芩15g，金荞麦20g，前胡20g，生甘草3g，连翘15g。

煎服方法：6剂，水煎服，饭后半小时温服。

二诊（2021年10月1日）：咳嗽消失，但胃胀，打嗝，口干，声嘶，流鼻涕，走上3楼就气紧，走路快则稍气喘，遇冷空气刺激鼻塞，平素怕冷，眠差。舌质红，舌苔白厚欠润，脉弦微数。

处方：竹叶柴胡10g，麸炒枳实15g，法半夏12g，生姜10g，制远志10g，石菖蒲15g，炒酸枣仁50g，合欢花30g，生龙骨30g，生甘草3g，生白芍12g，茯苓15g。

煎服方法：6剂，水煎服，饭后半小时温服。

三诊（2021年12月3日）：服药后仍胃胀，走路快则气喘，口干，眠差。舌尖微红，苔白厚色微黄，脉缓中取弦。

处方：藿香12g，姜厚朴12g，茯苓15g，生陈皮12g，茵陈12g，炒建曲12g，大腹皮12g，燀苦杏仁12g，炒麦芽15g，合欢皮15g，生甘草3g。

煎服方法：6剂，水煎服，饭后半小时温服。

按：此案患者为外感风热咳嗽。风热犯肺，肺气失宣，故流涕、咳嗽；风热侵袭肺、迫津外泄，故汗出；邪热偏重损伤津液，故见苔黄欠润。患者平素脾胃功能较差，故张老选用三拗汤合二陈汤加减化裁。方中麻黄、杏仁解表宣肺止咳；半夏、茯苓、橘红、苏叶健脾化痰，同时具有肺胃同调之意；加黄芩、连翘、金荞麦清肺中之热；前胡既能疏散风热，又能降气化痰。二诊时患者咳嗽消失，流鼻涕、稍气紧，但出现打嗝，且舌红苔白厚、眠差、脉弦微数。肝胃不和，肝气犯胃，胃气上逆故胃胀、打嗝，肝气上犯，影响肺气宣发，故气紧。方选四逆散肝脾同调，加半夏、茯苓健脾化痰，远志、菖蒲、龙骨疏肝气，酸枣仁、合欢花养心安神。三诊时症状缓解不明显，仍胃胀，伴口干、苔白厚微黄、气喘，考虑中焦痰阻，气机不畅，选用一加减正气散芳香化湿，运化中焦气机，使胃气得降，诸症自平。

（九）气虚外感风寒案

伍某，女，29 岁。2021 年 11 月 4 日初诊。

主诉：反复感冒 2 年余。

刻下症：咳嗽，早、晚咳嗽均甚，夜间咳嗽持续时间较白天长，大部分时候有痰，量中等，白色，伴胸闷，堵塞感明显，稍有喘鸣音，畏寒，稍恶风，无明显恶寒发热，纳可，二便可。近两个月月经推迟，本次推迟 1 周有余，否认怀孕。平素喜饮水。舌偏胖大，舌尖红，苔薄白欠润，左脉浮滑，右脉缓。

既往史：2019 年产后开始频繁感冒，每次感冒久久不愈。2021 年 4 月开始出现反复咳嗽，伴鼻塞、流涕，曾于 7 月左右检查提示过敏性鼻炎，经治疗后鼻塞流涕已基本好转。2021 年 3 月小产。过敏性鼻炎病史。

西医诊断：过敏性鼻炎。

中医诊断：咳嗽（气虚外感风寒证）。

治法：宣肺解表，化痰止咳。

处方：辛夷 15g，防风 15g，炙麻黄 10g，枳壳 20g，桔梗 12g，法半夏 15g，茯苓 15g，橘红 20g，黄芩 15g，前胡 20g，甘草 3g，杏仁 12g。

煎服方法：6 剂，水煎服，饭后半小时温服。

二诊（2021 年 11 月 25 日）：服药后咳嗽缓解明显，1 周咳嗽 1～2 次，遇冷、遇风稍加重。现遇风鼻痒、喷嚏、鼻塞、流清涕，鼻塞时上腭干、痛，饮水稍好转，喉间有异物感，咳之不出，咽之不下。舌暗红，舌苔白，中、根厚，脉缓。

处方：辛夷 15g，防风 15g，生麻黄 10g，枳壳 20g，桔梗 12g，法半夏 15g，茯苓 15g，橘红 20g，前胡 20g，甘草 3g，杏仁 12g，苏叶 15g，玄参 15g。

煎服方法：6 剂，水煎服，饭后半小时温服。

三诊（2021 年 12 月 9 日）：症状明显缓解，发作次数减少，稍有反复。遇冷空气、早晚稍咳嗽，鼻痒，喷嚏，鼻塞，流清涕，多为胸闷时咳嗽，有痰，喉间有异物感，无咽干咽痛，咳之不出，咽之不下，纳可。上周出现 2 次后背冷痛明显，平素畏寒。偶夜间阵发性呼吸急促。月经后期，现为经期，月经色、质、量正常，无痛经。舌偏胖大，苔薄，欠润，中部稍厚，脉缓。

处方：辛夷 15g，防风 15g，枳壳 30g，细辛 5g，桔梗 12g，法半夏 15g，茯苓 15g，橘红 20g，前胡 20g，甘草 3g，杏仁 12g，苏叶 15g，干姜 10g。

煎服方法：6 剂，水煎服，饭后半小时温服。嘱多饮水。

按：此案例为气虚外感风寒所致咳嗽。气虚卫外不固，腠理疏松，风寒邪气侵袭肌表，故出现恶风、畏寒的表证；皮毛内合于肺，故肺气郁闭，出现咳嗽、胸闷的肺部症状；肺气不宣，津液输布不利，故咳白痰，舌体胖大，左脉浮滑为脾虚不运，中焦痰饮内停的表现。张老认为痰证应当辨别病位，分为上中下三焦。在上焦之痰，治疗以开泄肺气为首要，兼以化痰，常用三拗汤合杏苏散加减开宣肺气，化痰止咳；在中焦之痰，张老认为应运脾温中、燥湿化痰，常用枳桔二陈汤加减，佐黄芩、黄连苦以清降。下焦之痰当温肾纳气。此患者为上、中二焦之痰，张老给予三拗汤合枳桔二陈汤加减化裁，宣肺止咳、健脾化痰并举，加辛夷、防风解表祛风散寒，黄芩、前胡清热化痰。患者服用后咳嗽明显缓解，但近期过敏性鼻炎反复，出现鼻痒、鼻塞等症状，加苏叶祛风散寒，玄参清热凉血，防止辛温药过于温燥。三诊患者出现冷痛，加干姜温中散寒。

（十）痰热结胸咳嗽案

何某，女，73 岁。2021 年 2 月 18 日初诊。

主诉：反复咳嗽 2 个月余。

刻下症：咳嗽 2 个月余，咯黄稠痰，痰较多，伴气喘、气紧，胸闷，纳可，大便不成形。舌质红有裂纹，舌苔薄黄，脉细数。

既往史：面瘫、高脂血症、过敏性皮炎。

诊断：咳嗽（痰热结胸证）。

治法：宣肺清热化痰。

处方：蜜麻黄绒 5g，燀苦杏仁 12g，生枳壳 15g，桔梗 12g，法半夏 12g，瓜蒌皮 12g，生黄连 10g，生黄芩 12g，金荞麦 20g，前胡 15g，生甘草

3g，盐补骨脂 20g。

煎服方法：6 剂，水煎服，饭后半小时温服。

二诊（2021 年 2 月 25 日）：服药后咳嗽减轻，咯黄色黏稠痰，仍有气喘，咽喉异物感，口苦，纳可。舌质暗红，舌苔厚，苔白腻，脉沉缓。

处方：蜜麻黄绒 5g，焯苦杏仁 12g，生枳壳 15g，桔梗 12g，法半夏 12g，瓜蒌皮 12g，生黄连 10g，生黄芩 12g，金荞麦 20g，前胡 15g，生甘草 3g，盐补骨脂 20g，紫苏叶 12g，茯苓 15g，橘红 15g。

煎服方法：6 剂，水煎服，饭后半小时温服。

三诊（2021 年 3 月 4 日）：服药后咳嗽明显减轻，痰少，伴皮肤瘙痒，纳可，大便不成形，舌淡红，苔薄白，脉缓。

处方：蜜麻黄绒 5g，焯苦杏仁 12g，生枳壳 15g，桔梗 12g，法半夏 12g，瓜蒌皮 12g，生黄连 10g，生黄芩 12g，金荞麦 20g，前胡 15g，生甘草 3g，紫苏叶 12g，茯苓 15g，橘红 15g，辛夷 12g，防风 12g。

煎服方法：6 剂，水煎服，饭后半小时温服。

四诊（2021 年 3 月 11 日）：服上方后咳嗽较前减少，现阵发性咳嗽，咽喉有痰黏异物感，活动后气紧，皮肤瘙痒缓解，纳可，大便可，舌质红，苔白中部稍厚，多津，脉缓。

处方：焯苦杏仁 12g，生枳壳 15g，桔梗 12g，法半夏 12g，瓜蒌皮 12g，生黄连 10g，生黄芩 12g，金荞麦 20g，前胡 15g，生甘草 3g，紫苏叶 12g，茯苓 15g，橘红 15g，补骨脂 30g。

煎服方法：8 剂，水煎服，饭后半小时温服。

后随访，患者诉咳嗽已愈。

按：小陷胸汤辛开苦降、清热化痰，是治疗痰热互结之结胸证的良方。张老认为，咳嗽、咯黄痰、痰深不易咯出、苔黄是使用小陷胸汤的指征；胸闷、气紧、气喘，为肺气郁闭之象，常合三拗汤，取麻黄、杏仁开达肺气而定喘咳；枳壳、桔梗、前胡宣降肺气，恢复肺之宣降功能；肺热壅盛，常加金荞麦、鱼腥草清化痰热；若痰黄甚，常加黄芩、连翘增强清热之力；对发作性阵咳，时作时止，或伴咽痒、鼻痒、皮肤瘙痒，或过敏体质者，不可忽视祛风，常选用辛温发散的祛风药，如辛夷、防风、细辛、荆芥、紫苏叶、蝉蜕等。咳嗽病位主要在肺，常涉及肝、脾、肾。脾虚不运，痰多、疲乏、纳差或大便不成形等，加二陈汤；木火刑金者，合泻白散，或酌加菊花、刺蒺藜、青黛等清肝平肝之味；肾虚不纳，加补骨脂、紫河车、蛤蚧等补肾纳气，温阳化饮。

（十一）气郁痰阻咳嗽伴胁痛案

李某，女，37 岁。2020 年 11 月 26 日初诊。

主诉：反复咳嗽半年，胁痛 4 个月余。

刻下症：咳嗽，咳白色泡沫痰，左侧胸闷，背部推拿按摩后左侧胸胁疼痛缓解，平素怕冷，月经延期，血块多。舌质淡红，苔白多津液，脉缓偏沉。

诊断：咳嗽（气郁痰阻证）。

治法：疏肝理气，化痰止痛。

处方：竹叶柴胡 12g，党参 15g，法半夏 15g，干姜 10g，瓜蒌皮 15g，生黄连 10g，郁金 15g，醋延胡索 10g，生赤芍 15g，麸炒枳壳 20g，青皮 20g，桔梗 15g，橘络 10g，生甘草 3g。

煎服方法：6 剂，水煎服，饭后半小时温服。

二诊（2020 年 12 月 17 日）：服药后左侧胸胁痛明显缓解，咳痰减少，痰色白，胸膈、胃脘痞闷堵塞感，大便不成形。舌淡红，苔薄白，脉细数。

处方：竹叶柴胡 12g，党参 15g，法半夏 15g，生姜 10g，瓜蒌皮 15g，生黄连 10g，郁金 15g，生赤芍 15g，麸炒枳实 20g，青皮 20g，桔梗 15g，橘络 10g，生甘草 3g，生白术 15g，生黄芩 10g。

煎服方法：6 剂，水煎服，饭后半小时温服。

三诊（2021 年 1 月 14 日）：服前方后痰量减少，咳少量白痰，仍余左侧胸胁堵塞不适，喜清嗓，稍疲乏，平素畏寒。舌色不匀偏淡，舌苔薄白，左脉微数，右脉细微数。

处方：竹叶柴胡 12g，党参 15g，法半夏 15g，生黄连 10g，郁金 15g，生赤芍 15g，青皮 20g，桔梗 15g，橘络 10g，生甘草 3g，生姜 10g，麸炒枳实 20g，生白术 15g，生黄芩 10g，桂枝 10g，茯苓 20g。

煎服方法：6 剂，水煎服，饭后半小时温服。

按：此案例为气郁痰阻所致的咳嗽。咳嗽病本在肺，但脾为生痰之源，脾虚则痰多，土不生金，导致咳嗽，此类中焦痰阻导致的咳嗽，痰去则咳亦止。患者咳白痰，苔白多津、脉缓，此为中焦痰阻之证。患者兼有胸胁疼痛，胸胁部为肝胆经循行所过，肝气郁结，经气不利，不通则痛，肝气郁阻，横逆犯脾，脾虚不运生痰，应疏肝理气化痰。选用小柴胡汤加减化裁，疏肝理气；加郁金、青皮佐柴胡疏肝；延胡索、赤芍活血行气止胁痛；半夏燥湿化痰；张老认为枳壳、桔梗乃治中焦之痰的要药，此法源自清代温病大家杨栗山《伤寒瘟疫条辨》；加黄连苦以清降；瓜蒌皮宽胸下气化痰；橘络通络化痰止咳，治疗咳嗽痰多引起的胁痛。诸药合用，标本兼治。二诊时患者咳嗽消失，咳少量白痰，仍胃脘、胸膈痞闷。前方加黄芩组成半夏泻心汤辛开苦降，调和脾胃消除痞满；加白术增强健脾之力。三诊时患者痰量减少，胃脘部痞满消失，以疲乏、畏寒等虚证为主，去瓜蒌皮，加桂枝、茯苓组成苓姜术桂汤，健脾化湿，宣通脾阳。

（十二）风寒束表，痰热内蕴咳嗽伴胃炎案

黄某，女，64 岁。2021 年 7 月 1 日初诊。

主诉：咳嗽 1 个月。

刻下症：注射新型冠状病毒疫苗后出现咳嗽，痰多，服西药后减轻，现仍咳嗽，咳白痰，难咳，胸闷，自汗，脚冷，小便多，起夜 4 次。舌苔较满布偏厚微黄，双脉细缓。

既往史：肺结节，支气管扩张，慢性萎缩性胃炎。

辅助检查：胸部 CT 示左肺上叶尖后段支气管柱状扩张，管壁稍增厚，管腔内可见少许积液，考虑支气管扩张伴感染；左肺上叶舌段、右肺中叶条索影，邻近胸膜粘连，考虑慢性炎症性病变可能性较大；右肺上叶后段见一钙化结节影，考虑陈旧性病变；双肺散在实性小结节影，考虑炎性结节可能性较大。

诊断：咳嗽（风寒束表，痰热内蕴证）。

治法：宣肺止咳，清金化痰。

处方：炙麻黄绒 10g，杏仁 12g，枳壳 20g，桔梗 12g，法半夏 15g，黄

连 10 g，黄芩 15g，金荞麦 20g，前胡 20g，甘草 3g。

煎服方法：6 剂，水煎服，饭后半小时温服。

二诊（2021 年 7 月 8 日）：夜晚咳嗽减轻，白天仍有咳，干咳无痰，打嗝，口淡无味，眼睛干涩，口干，出虚汗，脚冷，起夜。右脉细缓，舌红薄白根部稍厚微黄。

处方：炙麻黄绒 10g，杏仁 12g，枳壳 20g，桔梗 12g，青皮 20g，黄连 10g，黄芩 15g，金荞麦 20g，前胡 20g，甘草 3g，桑白皮 15g，地骨皮 15g。

煎服方法：6 剂，水煎服，饭后半小时温服。

三诊（2021 年 7 月 15 日）：现几乎不咳嗽，晨起口淡，眼干，时有胃胀，大便时好时坏，汗多，纳可，打嗝，不敢多食，多食则胃胀。脉细缓，苔薄白。

处方：藿香 15g，厚朴 15g，茯苓 20g，陈皮 12g，白豆蔻 10g（后下），法半夏 12g，杏仁 12g，薏苡仁 15g，泽泻 12g，佩兰 12g，菊花 10g，通草 5g。

煎服方法：6 剂，水煎服，饭后半小时温服。

按：患者有支气管扩张、肺结节病史，素体肺气虚，注射疫苗后咳嗽复发，咳嗽 1 个月，有痰但难咳出，伴胸闷，张老选用治疗外感咳嗽的三拗汤加减化裁。麻黄解表宣肺；杏仁、枳壳、桔梗、前胡同用，宣降肺气，止咳平喘。患者有慢性萎缩性胃炎病史。张老治疗脾胃病多依循叶天士之法，主张脾胃分治。因胃为阳土，脾为阴土，胃属腑宜通，脾为脏宜藏，且"纳食主胃，运化主脾，脾宜升则健，胃宜降则和""太阴湿土，得阳始运，阳明阳土，得阴自安，以脾喜刚燥，胃喜柔润也"。脾胃阴阳属性不同，所以治疗亦异也。张老主张脾胃分治，注重脾胃的协同升降。本案例，张老用仲景脾胃同治的半夏泻心汤，方中法半夏、黄芩、黄连辛开苦降，功能升降脾胃之气，且半夏可助金荞麦化痰。二诊时患者诉夜间咳嗽减轻，白天仍咳，继用三拗汤，加桑白皮、地骨皮组成泻白散增强泻肺清热之力，但咳无痰，加青皮助枳壳、桔梗宣肃肺气止咳。二诊效果明显，咳嗽消失。三诊时患者胃胀、打嗝，仍口淡。张老认为口淡为湿邪内阻的表现，用藿香、佩兰芳香化湿；三仁汤宣畅气机、清利湿热，三仁同用使水湿从三焦分消；厚朴、茯苓、半夏行气化湿；泽泻、通草增强化湿之力；加菊花清热平肝。

二、咳嗽变异性哮喘

（一）痰热郁肺咳嗽案

宋某，男，50岁。2021年1月28日初诊。

主诉：反复咳嗽1年余。

刻下症：反复咳嗽，多在受凉后复发或加重，咽痒即咳，咽喉有异物感，痰黏、量少、色微黄，胸闷，无鼻塞、流涕，纳可，二便可。舌质暗红，舌苔薄黄满布欠润，脉沉。

西医诊断：咳嗽变异性哮喘。

中医诊断：咳嗽（痰热郁肺证）。

治法：宣肺清热化痰。

处方：蜜麻黄10g，燀苦杏仁12g，生枳壳30g，法半夏15g，瓜蒌皮15g，生黄芩15g，生黄连10g，金荞麦30g，前胡20g，生甘草3g。

煎服方法：6剂，水煎服，饭后半小时温服。

二诊（2021年3月5日）：服前方后偶咳嗽，闻及刺激性气味时咽痒则咳，痰少，咽喉有异物感，无气喘、气紧。舌质深红，苔少而黄，左脉偏沉，右脉缓。

处方：蜜麻黄5g，燀苦杏仁12g，生枳壳30g，法半夏15g，瓜蒌皮15g，生黄芩15g，金荞麦30g，前胡20g，生甘草3g，蝉蜕10g，玄参15g，连翘15g，麦冬15g。

煎服方法：6剂，水煎服，饭后半小时温服。

三诊（2021年3月19日）：现咽痒即咳，咳少量黄痰，偶有胸闷气紧，咽喉烧灼感，唇红，散见皮疹、抓痕。舌质偏红，苔薄黄欠润，脉缓。

处方：蜜麻黄5g，生枳壳30g，法半夏15g，瓜蒌皮15g，生黄芩15g，金荞麦30g，前胡20g，生甘草3g，蝉蜕10g，玄参15g，连翘15g，桔梗12g，荆芥15g，防风15g，炒蒺藜15g。

煎服方法：6剂，水煎服，饭后半小时温服。

四诊（2021年4月30日）：现仅晨起咳嗽，咯少量痰，色微黄，咽痒轻微，晨起稍鼻塞，无明显胸闷气紧，无口干口苦，纳眠可。舌质偏红，苔薄黄而少，脉细缓。

处方：蜜麻黄 5g，生枳壳 30g，法半夏 15g，瓜蒌皮 15g，生黄芩 15g，金荞麦 30g，前胡 20g，生甘草 3g，蝉蜕 10g，玄参 15g，桔梗 12g，知母 12g，麦冬 15g。

煎服方法：6 剂，水煎服，饭后半小时温服。

按：张老根据多年的临床实践，总结出了大量的用药心得，根据病位不同而治法各异。对于以咽喉不利为主的咳嗽，张老认为病位在咽喉与肺，治以宣肺止咳利咽，常用三拗汤加味。炙麻黄解表宣肺；枳壳宽胸理气；瓜蒌皮清热化痰，宽胸散结；半夏辛温化痰散结；杏仁、前胡降肺止咳，黄连、黄芩苦泄，共用恢复肺之宣降；金荞麦清热化痰，则咳自减，而少用镇咳、止咳药物。二诊胸闷症状减轻，故减麻黄之用量；咽痒即咳症状突出，故加蝉蜕祛风止痒；咽喉异物感明显，加连翘清热解毒，消肿散结；苔少，加玄参、麦冬滋阴，去燥湿之黄连。效不更法，皮肤瘙痒加荆芥、防风、炒蒺藜增强祛风之用；麻黄配伍蒺藜，刺蒺藜可潜阳、降气，防麻黄动阳之副作用，增强宣发肃降之功。四诊时有舌红、苔少、脉细，加知母、麦冬滋阴清热。张老认为咳嗽的治疗效果与患者的日常生活息息相关，故常嘱患者戒烟、避免接触粉尘、避免接触过敏原、少辛辣刺激饮食等，同时适当锻炼以增强体质。

（二）外寒内饮咳嗽案

蒲某，男，60 岁。2021 年 3 月 26 日初诊。

主诉：咳嗽半个月。

刻下症：咳嗽，夜晚咳嗽为主，咯少量黏稠痰，流清涕，无鼻塞喷嚏，平素畏寒，就诊时右手肘内侧发疹因搔抓出血结痂，患者自诉有慢性荨麻疹病史。舌质胖大有齿痕，苔薄白，右脉沉，左脉缓。

既往史：冠心病 5 年，糖尿病 5 年，高血压 5 年。

西医诊断：咳嗽变异性哮喘。

中医诊断：咳嗽（外感风寒，内有痰饮证）。

治法：祛风散寒，化痰止咳。

处方：荆芥 12g，防风 15g，炙麻黄 10g，桂枝 12g，生白芍 12g，干姜 10g，法半夏 15g，五味子 10g，蛇床子 10g，生甘草 3g，白鲜皮 12g。

下篇　大医之术 | 第四章　验案评析

煎服方法：6 剂，水煎服，饭后半小时温服。

二诊（2021 年 4 月 2 日）：服前方后咳嗽减轻，仅睡前觉咽痒，阵咳，胸痛，晨起流清涕，咯少许白色黏痰，难咯，眠差早醒，右手腕时痒。舌质胖大有齿痕，苔薄白，右脉迟，左脉缓。

处方：荆芥 12g，防风 15g，蜜麻黄 10g，桂枝 12g，白芍 15g，干姜 10g，法半夏 15g，五味子 10g，蛇床子 10g，生甘草 3g，白鲜皮 12g。

煎服方法：6 剂，水煎服，饭后半小时温服。

按：咳嗽变异性哮喘是以慢性咳嗽为主要或唯一临床表现的一种特殊类型哮喘。张老认为该病多属中医"风咳"，其表现多为干咳、无痰或少痰，呈发作性、痉挛性咳嗽，夜间出现或加重，多因寒凉、油烟等刺激性诱发。除上述症状外，常兼见喉咙痒、鼻腔痒、目痒、皮肤痒、打喷嚏、流清涕等症状。该患者除咳嗽外，兼畏寒、流清涕、舌体胖大有齿痕，张老选用小青龙汤加减祛风散寒、化痰止咳；此类咳嗽多呈发作性阵咳，来去急速，加荆芥、防风以祛风。咳嗽变异性哮喘患者多有皮肤瘙痒或荨麻疹、过敏性鼻炎等过敏性疾病，以皮肤发痒或者鼻痒流涕为始发症状。肺主皮毛，肺脏有疾，可病及皮毛，患者伴有慢性荨麻疹发作，加蛇床子、白鲜皮祛风止痒。一诊后患者咳嗽明显缓解，仅睡前阵咳，咯少量痰，荨麻疹发作亦减轻，二诊时效不更方。

（三）风燥伤肺夹痰咳嗽案

张某，女，2 岁 9 个月。2021 年 12 月 23 日初诊。

主诉：反复咳嗽半年。

刻下症：反复咳嗽伴痰鸣，遇冷空气、遇风后出现流清涕、喷嚏，晨起为甚。2 周前因食鱼肉后再次出现痰多，可闻及喉间痰鸣，长期口唇干燥，平素动则稍汗多，饮水多，喜甜食、肉食，少蔬菜，夜间烦躁，喜高枕、俯卧位，大便难、块状。舌稍红，苔薄，指纹基本正常。

既往史：过敏性鼻炎、鼻窦炎。

西医诊断：咳嗽变异性哮喘。

中医诊断：风咳（风燥伤肺夹痰证）。

治法：疏风清热，润肺化痰。

处方：桑叶 5g，菊花 5g，夏枯草 3g，枳壳 5g，杏仁 3g，桔梗 3g，麦冬 3g，玉竹 3g，浙贝母 3g，枇杷叶 5g，前胡 5g，甘草 3g，牛蒡子 5g，炙麻黄 1g。

煎服方法：6 剂，水煎服，每次服 50～60mL，每日 3 次。饭后半小时温服。

二诊（2021 年 12 月 30 日）：服药后情绪较前好转，痰鸣音消失，但咳嗽痰多未明显缓解，夜间干咳明显，影响睡眠。近几日大便干结难解，平时饮水多、消化差，不吃水果，晨起打喷嚏，流黄鼻涕，眠差，多梦，舌质深红。

处方：辛夷 5g，瓜蒌仁 3g，杏仁 3g，玄参 3g，枳实 5g，生地黄 3g，麦冬 3g，前胡 5g，生甘草 3g。

煎服方法：6 剂，水煎服，每次服 50～60mL，每日 3 次。饭后半小时温服。

按：咳嗽变异性哮喘表现为刺激性干咳，常因感冒、冷空气刺激等诱发。患者反复咳嗽，遇冷空气刺激加重，且既往有过敏性鼻炎病史，诊断为咳嗽变异性哮喘。本病属中医"风咳"范畴，风邪犯肺、肺气失宣，故见咳嗽，风邪留恋，故反复发作。患儿平素喜食甜食、肉食，易生痰湿，风邪引动宿痰，内外合邪，故见咳嗽、喉间痰鸣。日久化燥伤阴，故见口唇干燥、大便干结、夜间烦躁等症。首诊张老治以桑菊饮加减，药用桑叶、菊花、夏枯草、牛蒡子疏散余邪。"治咳先治痰，治痰先理气"，故用杏仁、桔梗、枳壳利肺宣肃，浙贝母、前胡清热化痰，麦冬、玉竹润肺，枇杷叶疏风清热止咳，稍佐炙麻黄，乃仿张子培法，开肺以泄卫，使肺热外溃。二诊时，外邪已得解，阴虚痰热之象始著。张老治以宣白承气汤合增液汤加减，药用辛夷祛风通窍，瓜蒌仁、杏仁宣肺通腑化痰，玄参、生地黄、麦冬润肠，前胡清热化痰，枳实泻肺、行气导滞。同时嘱家长，患儿当忌燥性食物，并适当吃水果。

三、慢性支气管炎

（一）气虚痰阻咳嗽案

黄某，女，72 岁。2021 年 5 月 4 日初诊。

主诉：反复咳嗽 5 年余，伴胸闷气紧 1 年，加重 3 天。

刻下症：咳嗽，咯痰，痰多色黄质黏稠，咽喉痰黏感，咯痰则舒，胸闷、气紧，动则气喘，疲乏，喜太息，无鼻塞，胃脘烧灼感伴反酸，畏寒，手心发热，夜尿频，大便可。舌质红，苔薄黄，欠润，右脉缓，左脉沉缓。

既往史：冠心病、高血压、复发性尿路感染。

西医诊断：慢性支气管炎。

中医诊断：咳嗽（气虚痰阻证）。

治法：益气宣肺，清热化痰。

处方：人参 10g，麦冬 15g，法半夏 12g，炙麻黄 6g，麸炒枳实 30g，生黄连 10g，制吴茱萸 5g，金荞麦 30g，前胡 20g，生甘草 3g，蛤蚧粉 6g。

煎服方法：6 剂，水煎服，饭后半小时温服。

二诊（2021 年 5 月 27 日）：服药后咳嗽减轻，痰仍多，黄痰或白色泡沫样痰，偶干呕，口干、口苦、口臭，寐差，入睡困难，纳可，二便调。舌暗红，苔薄黄多津，右脉缓，左脉沉缓。

处方：人参 10g，麦冬 15g，法半夏 12g，蜜麻黄绒 6g，生黄连 10g，金荞麦 30g，前胡 20g，生甘草 3g，枳壳 30g，桔梗 12g，竹茹 15g，橘红 15g，石斛 12g。

煎服方法：6 剂，水煎服，饭后半小时温服。

三诊（2021 年 6 月 17 日）：服药后咳嗽减轻，咯黄痰为主，鼻涕多，恶寒，颈部虚汗，手指关节痒，有水疱，伴渗出，纳可，寐差，大便稀。舌偏暗红，苔少，舌中心苔薄黄，右脉缓，左脉沉缓。

处方：人参 10g，麦冬 15g，法半夏 12g，蜜麻黄绒 6g，枳壳 30g，金荞麦 30g，防风 10g，辛夷 15g，前胡 20g，生甘草 3g，桔梗 12g，竹茹 15g，橘红 15g，蛤蚧粉 6g。

煎服方法：6 剂，水煎服，饭后半小时温服。

四诊（2021 年 7 月 8 日）：服药后症状本已好转，2 天前天气变化致病情稍加重，咳嗽痰多，痰色略黄，泡沫痰为主，反酸，纳可，但食多不舒，小便黄。舌红苔少，舌根薄黄苔，脉迟缓。

处方：枳壳 20g，桔梗 12g，法半夏 15g，茯苓 15g，橘红 15g，黄芩 15g，黄连 10g，竹叶 15g，吴茱萸 3g，甘草 3g。

煎服方法：6 剂，水煎服，饭后半小时温服。

按：张老认为咳嗽的症状不同则病位各异，治法亦随之改变。他认为咳嗽的病位主要在肺、脾、肾三脏。张老把自身经验结合西医的认识，从咳声、鼻咽喉部症状、胸部症状、痰液性质等多方面共同判断咳嗽的病位及病性。张老认为咯痰黄稠、胸闷、舌苔黄厚或黄腻等为痰热结胸证的表现，常选用小陷胸加枳实汤以辛开苦降，清热化痰。本案首诊予法半夏、炙麻黄辛开，黄连、枳实苦降；金荞麦清热化痰，张老认为其性苦平，功能解毒化瘀，多用于痰热喘咳；前胡降气化痰，为"痰气要药"；患者胃脘烧灼伴反酸，反酸可为咳嗽的诱因，以吴茱萸合黄连成左金丸治吞酸；咳嗽迁延不愈，正气亏虚，人参、麦冬益气滋肺阴，蛤蚧粉补肾纳气；甘草调和诸药。二诊咳嗽已减，但痰多，伴干呕等，病位在肺而涉及脾，脾虚失运，土不生金则咳嗽迁延不愈，水湿不运则聚而为痰，加枳桔二陈汤健脾化痰；竹茹清热化痰止呕；胃为阳土，石斛滋养肺胃，得效后续予巩固。三诊咳嗽继减，易出虚汗，鼻涕较多，加辛夷、防风祛风通窍。四诊患者以咳嗽咯痰伴脾胃症状为主，痰在中焦，张老喜用枳桔二陈汤，常加芩、连"苦以清降"。

（二）外邪引动伏饮咳嗽案

李某，男，71岁。2020年9月24日初诊。

主诉：咳嗽。

刻下症：咳嗽，气紧，有鼽声，晨起喷嚏，流清涕，自觉咽喉有痰，咽痒，咯吐白色泡沫痰。舌红，舌苔薄黄，欠润，脉浮缓。

西医诊断：慢性支气管炎；双肺结节；肺气肿、肺大泡。

中医诊断：咳嗽（外感风寒证）。

辅助检查：胸部CT示双肺纹理稀疏、紊乱，双肺胸膜下少许细网影，双肺散在直径0.2～0.4cm结节影。B超示肝脏结节，左肾囊肿，肝囊肿。胃镜示慢性非萎缩性胃炎。

治法：解表宣肺，止咳化痰，补益肺肾。

处方：炒辛夷15g，防风15g，紫苏叶15g，麻黄10g，燀苦杏仁15g，法半夏15g，麸炒枳实30g，桔梗20g，茯苓30g，橘红15g，金荞麦30g，前胡20g，盐补骨脂30g，蛤蚧粉6g，生甘草3g。

煎服方法：6剂，水煎服，饭后半小时温服。

二诊（2020年10月8日）：咳嗽明显减轻，咯少量白色痰，无流涕，走路快则气喘，无明显怕热怕冷，四肢无力。舌质暗红，苔白厚，欠润，脉浮（脉率约 80 次 / 分）。

患者询问食补，嘱可以 6 根虫草，加冰糖、枸杞子煲汤。

处方：炒辛夷 15g，防风 15g，紫苏叶 15g，麻黄 10g，燀苦杏仁 15g，法半夏 15g，麸炒枳实 30g，桔梗 20g，茯苓 30g，化橘红 15g，前胡 20g，盐补骨脂 30g，蛤蚧粉 6g，生甘草 3g，紫河车 10g。

煎服方法：6 剂，水煎服，饭后半小时温服。

按：此案患者既往有慢性支气管炎、肺气肿、肺大泡病史，素有痰根，外感引动伏邪，发为咳嗽，伴见打喷嚏、流清涕、咽痒咯痰、舌红苔薄黄欠润、脉浮缓等。治疗用杏苏散合三拗汤，宣肺止咳化痰。方中紫苏解表散寒；辛夷、防风祛风解表通窍；杏仁化痰降气，佐半夏、枳实、橘红理气化痰；前胡、桔梗一宣一降，升降相因，加麻黄增强解表宣肺之力；金荞麦能治疗肺痈咯吐脓痰，其清肺排痰之力较强，助半夏、橘红化痰；茯苓渗湿健脾以杜生痰之源。患者素有肺部疾患，久病及肾，加补骨脂补肾助阳治本。蛤蚧，《本草衍义》说其"补肺虚劳嗽有功"，张老在临床上常用于治疗久咳，疗效甚好。二诊时患者咳嗽明显减轻，只咯少量白痰，故去金荞麦。患者其余症状不显，处于稳定期，效不更方，加紫河车补气养血、温肾益精治本。药食同源，嘱患者平时可用虫草、枸杞子、冰糖煲汤，以提高免疫力，减少外感。

（三）肺气不宣，痰热内蕴咳嗽案

姜某，男，53 岁。2021 年 6 月 25 日初诊。

主诉：咳嗽 2 年，加重 1 年。

刻下症：咳嗽气短，咽痒有痰，痰多色黄，易咯出，活动后无明显气喘，咽喉可闻及气喘声，无咯血，语声低微，咽部有异物感，双眼干涩畏光（有干眼症），上腹部胀满，多食则胀，晨起口干口腻，稍怕冷，大便调。右脉偏迟缓，约 50 次 / 分，左脉细缓，苔薄黄，舌偏红，中有裂纹。

辅助检查：B 超示肝囊肿，胆囊术后缺如；双肾尿盐结晶或小结节。胸部 CT 示左肺毁损（结核后），右肺上叶条索影，部分支气管扩张，右肺轻度代偿性肺气肿，纵隔左移，左侧胸膜增厚。

西医诊断：轻度肺气肿；支气管扩张。

中医诊断：咳嗽（肺气不宣，痰热内蕴证）。

治法：宣肺止咳，化痰健脾。

处方：炙麻黄 10g，杏仁 12g，枳壳 20g，桔梗 12g，法半夏 15g，茯苓 25g，橘红 15g，黄芩 15g，黄连 10g，金荞麦 30g，蒲公英 20g，前胡 20g，建曲 10g，红曲 3g，甘草 3g。

煎服方法：6 剂，水煎服，饭后半小时温服。

二诊（2021 年 10 月 1 日）：现咳嗽稍缓解，痰量减少，色黄，气短，语声低微，活动后轻微气喘，咽部有异物感，咽痒有痰，易咯出，无咯血，纳可，多食则胀。右脉偏迟缓，左脉细缓，苔薄黄，舌偏红，中有裂纹。

处方：炙麻黄 10g，杏仁 12g，枳壳 20g，桔梗 12g，法半夏 15g，茯苓 25g，橘红 15g，黄芩 15g，黄连 10g，金荞麦 30g，蒲公英 20g，前胡 20g，建曲 10g，红曲 3g，甘草 3g，菊花 15g。

煎服方法：6 剂，水煎服，饭后半小时温服。

三诊（2021 年 7 月 16 日）：未诉咳嗽，仍咽部有痰，易咯，量少色黄，气短、语声低微，活动后气喘，脐周胀，多食则胀，无烧心、反酸，反复口腔溃疡，纳可，晨起口腻，稍怕冷，大便调。右脉缓，左脉缓，苔薄黄，舌偏暗红，中有裂纹。

处方：生甘草 20g，黄芩 15g，黄连 10g，生姜 10g，法半夏 10g，大枣 10g，枳壳 20g，桔梗 12g，杏仁 12g，前胡 20g，西洋参 10g。

煎服方法：6 剂，水煎服，饭后半小时温服。

按：患者咳嗽，气短、咯大量黄痰兼饭后上腹部胀满、脉缓，既有痰浊阻于上焦肺，又有痰阻中焦之证，选用三拗汤宣肺止咳，合枳桔二陈汤健脾燥湿化痰。方中用炙麻黄，发汗之力少而宣肺之力强；杏仁降肺气止咳；桔梗、枳壳是张老常用药对，桔梗宣肺气，枳壳降肺气，二者合用，一宣一降，恢复肺的宣发肃降功能，助杏仁宣肺祛痰止咳；痰多色黄，舌红苔薄黄，佐金荞麦、蒲公英清肺化痰，张老认为蒲公英能清肺热，用于治疗肺热咳喘。杨栗山《伤寒瘟疫条辨》中说："桔梗枳壳汤，治痞气胸膈不通，嗳气吐酸，或咳者……此二味，苦下气而散痞满，寒消热而除咳饮也。"据此张老认为枳壳、桔梗乃治中焦之痰要药。佐半夏、茯苓、橘红组成枳桔二陈汤，健脾燥湿、化痰止咳，张老常加黄芩、黄连苦以清降。二诊时患者咳嗽减轻，痰量减少，效不更方，仍舌红苔黄，加菊花平肝清肝。三诊时患者咳嗽消失，出现脐周胀，反复口腔溃疡，选用甘草泻心汤消痞除满，兼疗口疮。甘草温中通脉，干姜易为生姜，防止温燥助热；黄芩、黄连泄上焦热；人参易为西洋参，兼能清热；合大枣补中生津。

四、慢性阻塞性肺病

（一）肺肾亏虚喘证案

王某，女，46岁。2020年10月9日初诊。

主诉：反复活动后喘息气促10年余。

刻下症：精神不振，疲倦，活动后喘息气促，日常生活可耐受，偶胸闷，无咳嗽咯痰，畏寒。舌质偏暗，苔薄黄，脉浮缓。长期吸入"信必可"治疗。

西医诊断：慢性阻塞性肺疾病。

中医诊断：喘证（肺肾亏虚证）。

治法：益气补肺，补肾纳气。

处方：人参10g，炙黄芪50g，红景天10g，肉桂10g，五味子10g，麸炒枳实30g，盐补骨脂30g，蛤蚧粉6g，紫河车10g，炙甘草5g，酒赤芍15g，炒紫苏子15g，核桃仁2个。

煎服方法：6剂，水煎服，饭后半小时温服。

二诊（2020年10月16日）：服前方后，感气喘较前减轻，精神好转，稍疲乏，动则气喘，无咳嗽咯痰，口干，纳欠佳，胃痞，寐差易醒，月经量少，经期长，7～10天净。舌淡红，舌尖苔剥落，苔薄微黄，脉缓。自诉长期食冷后舌苔转为花剥苔。

处方：党参10g，炙黄芪30g，生白术15g，肉桂10g，当归12g，鸡血藤20g，制远志12g，炒酸枣仁50g，龙眼肉15g，灵芝15g，补骨脂30g，炒枳实30g，蛤蚧粉6g，炙甘草3g，石斛15g。

煎服方法：6剂，水煎服，饭后半小时温服。

三诊（2020年10月27日）：服前方后诸症缓解，喘息气促好转，自觉纳气不足，无咳嗽咯痰，纳好转，睡眠改善。舌尖红，苔薄黄满布，右脉缓尺部稍弱，左脉沉。

处方：党参10g，炙黄芪30g，生白术15g，肉桂10g，当归12g，鸡血藤 20g，制远志 12g，炒酸枣仁 50g，龙眼肉 15g，灵芝 15g，补骨脂 30g，炒枳实 30g，蛤蚧粉 6g，炙甘草 3g，石斛 15g，紫河车 5g。

煎服方法：10 剂，水煎服，饭后半小时温服。

按：叶天士在《临证指南医案·咳嗽》中谓"久咳不已，则三焦受之，是病不独在肺矣"。基于上述理论，张老将慢性阻塞性肺疾病的病位从三焦划分，咳、痰、喘三大主症分别对应上、中、下三焦；从脏腑而言，"咳在肺，痰在脾，喘在肾"。本案患者以喘为主要表现，故病位在下焦，金水相生，肺金之虚，多由肾水之涸所致。方中以人参、黄芪、红景天益气补肺；肉桂、五味子、补骨脂、蛤蚧、紫河车、核桃补肾纳气；苏子、枳实降肺气；因肺朝百脉，舌质偏暗，伍赤芍活血，肺肾得补，诸症即减。并嘱患者练习腹式呼吸，1 分钟 8 次，不刻意做高强度锻炼。二诊患者因进食生冷诱发脾胃疾病，患者本气血不足，脾胃为后天之本须健运，故予归脾汤加补肾药为治。患者舌苔花剥，故以生白术健脾益气，同时加石斛养胃阴；张老用认为酸枣仁药食同源较安全，功能养血补心安神，治失眠剂量宜大。嘱戒生冷饮食，吃饭时细嚼慢咽，减轻脾胃负担，继续练习呼吸操等。三诊病情稳定，自诉有纳气不足，在二诊药物基础上加用紫河车。张老强调，临证时当辨明病变部位之偏重，兼顾三焦，灵活运用开上、运中、奠下之法。

（二）肺气不宣，痰热中阻肺胀案

刘某，女，73 岁。2021 年 5 月 21 日初诊。

主诉：反复咳嗽 10 年余，复发 2 个月余。

刻下症：10 年前已确诊为慢性阻塞性肺疾病。现咳嗽 2 个月余，咽干、咽痒即咳，咯白痰为主，伴流清涕，晨轻暮重，可闻及痰鸣音，胸闷，动则气喘、少许汗出。舌尖红，苔薄黄欠润，脉弦细数。长期吸入"舒利迭"治疗。

既往史：高血压病史。

西医诊断：慢性阻塞性肺疾病发作期。

中医诊断：肺胀（肺气不宣，痰热中阻证）。

治法：开宣肺气，清热化痰。

处方：蜜麻黄 5g，燀苦杏仁 12g，生石膏 15g，麸炒枳壳 20g，桔梗 12g，瓜蒌皮 12g，金荞麦 20g，麦冬 15g，前胡 20g，生甘草 3g，生黄芩 15g。

煎服方法：6 剂，水煎服，饭后半小时温服。

二诊（2021 年 5 月 28 日）：服上方明显好转，现咽干、胸闷已愈，咳嗽减少，偶咳嗽有痰，色白易咯出，动则气喘好转，眠差眠浅，纳可，大便不成形。舌质偏暗，苔薄微黄，脉浮微数。

处方：麸炒枳壳 20g，桔梗 12g，法半夏 15g，茯苓 15g，化橘红 15g，金荞麦 20g，浙贝母 10g，制远志 10g，酸枣仁 30g，生甘草 3g。

煎服方法：6 剂，水煎服，饭后半小时温服。

三诊（2020 年 10 月 27 日）：服前两诊药物后咳嗽已好转 70% 左右，现阵发性咳嗽，每天发作 7～8 次，因咽干有痰而咳，痰出则咳嗽渐停，痰白稍黏稠易咳出，未闻及哮鸣音，无胸闷气紧，不耐寒热，纳可，多梦，大便不成形，日行 1 次，小便调。舌尖红，苔薄黄，脉弦细微数。

处方：蜜麻黄 6g，燀苦杏仁 12g，生石膏 15g，麸炒枳壳 20g，桔梗 12g，瓜蒌皮 12g，金荞麦 25g，麦冬 15g，前胡 20g，生甘草 3g，生黄芩 15g，百合 15g，连翘 15g。

煎服方法：10 剂，水煎服，饭后半小时温服。

按：张老将慢性阻塞性肺疾病的病位从三焦划分，咳、痰、喘三大主症分别对应上、中、下三焦；从脏腑而言，"咳在肺，痰在脾，喘在肾"。张老提出咳之病机关键在于上焦肺气闭郁失开，痰之病机根本在中焦脾气失于健运，喘之病机关乎下焦肾气虚而不纳。本案患者以咳为主要表现，故病位主要在上焦肺，肺气闭郁，治以开宣肺气为主，药用麻黄、枳壳、瓜蒌、桔梗等，同时以杏仁、前胡、枇杷叶等肃降肺气，升降相因，恢复肺之宣发肃降；生石膏、金荞麦、黄芩清热化痰。二诊患者咯白色痰伴大便不成形，同时伴中焦不运，以枳桔二陈汤加减健脾宣肺化痰。眠差，加酸枣仁、远志等养心安神。三诊患者咽干、咳嗽，以麻杏甘石汤合枳桔二陈汤轻疏调愈收功。

（三）痰浊壅肺、肾不纳气喘证案

牟某，女，72 岁。2021 年 3 月 25 日初诊。

主诉：反复咳嗽咯痰气喘 20 年余。

刻下症：动则气喘，胸闷，喉间痰多，无明显咳嗽，头痛明显，以颠顶及前额为甚，凌晨明显，偶有流涕、喷嚏，疲乏，畏寒，上热下寒，下肢冷痛，口干不欲饮，口苦，纳差，腹胀，四肢皮肤紧绷感，大便不爽。舌尖红，舌苔中部稍厚腻欠润，脉缓。

辅助检查：四川大学华西医院肺功能报告（2019 年 7 月 22 日）示重度阻塞性通气功能障碍，大小气道气流受阻。长期吸入色托溴铵。

既往史：冠心病、高血压、睡眠呼吸暂停综合征病史。

西医诊断：慢性阻塞性肺疾病。

中医诊断：喘证（痰浊壅肺，肾不纳气证）。

治法：补肾纳气，化痰平喘。

处方：法半夏 12g，麸炒白术 12g，麸炒苍术 10g，茯苓 15g，盐泽泻 15g，天麻 15g，生川芎 10g，麸炒枳实 20g，瓜蒌皮 12g，盐补骨脂 30g，蛤蚧粉 6g，姜厚朴 12g，炒建曲 10g，生甘草 3g。

煎服方法：6 剂，水煎服，饭后半小时温服。

二诊（2021 年 4 月 2 日）：服上方精神好转，头痛、下肢冷痛，疲乏缓解，仍动则气喘，喉间痰多，痰质黏稠，咯痰则舒，中上腹胀较前缓解，纳少，夜寐易醒，小便正常，大便较前爽快，平素畏寒，易感，无明显水肿。舌质偏暗，苔薄微黄，脉缓，关、尺部偏沉紧。

处方：麸炒枳壳 15g，桔梗 12g，法半夏 12g，茯苓 20g，陈皮 15g，姜厚朴 12g，大腹皮 15g，生黄连 10g，盐补骨脂 30g，炒葶苈子 12g，炒紫苏子 12g，生甘草 3g，煅紫石英 15g，核桃肉 2 个。

煎服方法：6 剂，水煎服，饭后半小时温服。

三诊（2021 年 4 月 9 日）：服上方精神好转，活动后气喘，疲乏、肢冷、腹胀缓解，痰量减少，反复头痛、口腔溃疡，口苦口干不欲饮，眠差梦多。舌质红，苔薄腻偏黄，欠润，脉偏数。

处方：麸炒枳壳 15g，桔梗 12g，法半夏 12g，茯苓 20g，陈皮 15g，姜厚朴 12g，生黄连 10g，盐补骨脂 30g，杏仁 12g，生甘草 15g，蜜麻黄 10g，生黄芩 12g，生姜 10g，大枣 10g，生川芎 12g，核桃肉 2 个。

煎服方法：6 剂，水煎服，饭后半小时温服。

按：本案患者以慢性阻塞性肺疾病为基础病，现出现头痛，其病机为痰湿困阻，风痰上扰。治疗以半夏白术天麻汤加减。半夏燥湿化痰降逆，天麻平肝息风，两者合用，为治风痰眩晕头痛之要药，正如李东垣在《脾胃论》

中说："足太阴痰厥头痛，非半夏不能疗；眼黑头眩，风虚内作，非天麻不能除。"茯苓、苍术、白术健脾祛湿，能治生痰之源，苍术、白术同用祛一身内外之湿；泽泻淡渗利湿；川芎行气活血；枳实、瓜蒌、厚朴理气化痰；盐补骨脂、蛤蚧粉补肾纳气。二诊患者头痛缓解，以咯痰、气喘为主症，故治以健脾祛痰，降气平喘，张老常用枳桔二陈汤加减。张老认为枳壳、桔梗是治中焦之痰之要药；苏子降气化痰，止咳平喘；葶苈子泻肺降气，祛痰平喘，且能利水消肿，泄热逐邪；煅紫石英镇静安神助眠，温肺降气；补骨脂、核桃仁补肾纳气。诸药并用，主治中下二焦。三诊患者病情稳定，以治中焦之痰为主，三焦并治，以麻黄、枳壳、桔梗宣肺，杏仁、黄芩肃肺治上焦；陈皮、半夏、茯苓、厚朴、黄连、姜、枣、草健运中焦；补骨脂、核桃肉填补下元，并佐川芎活血行气，故能奏效。

（四）肾气亏虚、心血瘀阻、肝阳上亢喘证案

陈某，女，86岁。2021年3月4日初诊。

主诉：气紧、气喘伴下肢水肿3个月。

刻下症：活动后气紧气喘，双下肢水肿重着僵痛，甚则行动不利，劳累疲乏明显，嘴唇干燥、烫，胃脘烧灼伴反酸，眼屎多、干燥，腰痛，畏寒，尿频尿多，焦虑。舌质暗，脉弦数。

既往史：慢性阻塞性肺疾病；冠状动脉粥样硬化性心脏病；高血压3级；心律失常，阵发性房颤，Ⅰ度房室传导阻滞，频发早搏；慢性肾功能不全；脑梗死；脂肪肝；双肾积水，输尿管扩张；尿酸高，口服利尿药；周身性动脉硬化。

辅助检查：胸部CT示支气管炎，左肺上叶下舌段及双肺下叶胸膜下纤维化灶。

西医诊断：慢性阻塞性肺疾病。

中医诊断：喘证（肾虚喘，兼心血瘀阻、肝阳上亢证）。

治法：补肾纳气，清肝平肝，活血祛瘀。

处方：熟地黄10g，山萸肉10g，山药10g，牡丹皮10g，盐续断12g，苏木10g，泽兰12g，干益母草12g，槲寄生12g，天麻10g，盐杜仲12g。

煎服方法：6剂，水煎服，饭后半小时温服。

二诊（2021年3月19日）：服前方后小便改善，夜尿频次减少，口唇烫缓

解；仍有动则气喘疲乏，下肢重着、僵硬，双下肢凹陷性水肿，晨轻暮重，站立不稳；胃胀反酸，畏风寒。舌质偏红，舌苔薄黄而少，左脉滑，右脉滑微数。

处方：熟地黄10g，山萸肉10g，山药10g，牡丹皮10g，盐续断12g，苏木10g，泽兰12g，干益母草12g，槲寄生12g，天麻10g，盐杜仲12g，盐补骨脂12g，炒蒺藜12g。

煎服方法：6剂，水煎服，饭后半小时温服。

按：此案主要属肾虚喘证，但病变不仅涉及肺、肾两脏，还涉及心、肝、脾多脏腑。肾为先天之本，肾气虚则肺气亦虚，故气紧；肺朝百脉，助心行血，肺气闭郁，气钝而血瘀。患者有冠心病、全身动脉硬化等病史，且舌暗；肾阴虚则相火旺，肝火亦旺，故唇干、烫，反酸，脉弦数；累及脾则疲乏，治疗以补肾为主，兼活血化瘀、平肝健脾等。张老选用金匮肾气丸加减化裁。方中熟地黄滋阴补血、益精填髓，山茱萸补益肝肾，山药益气健脾，牡丹皮清肝活血化瘀，加天麻平肝治疗肝阳上亢诸症，续断、桑寄生、杜仲补益肝肾，苏木、益母草活血化瘀，泽兰活血祛瘀兼利水消肿。诸药合用，五脏同调。二诊时患者症状减轻，但诸症仍有，此为久病，需要持久调理，继用上方，加补骨脂、炒蒺藜补肾平肝，活血祛风。

（五）肾气不足、肝阳上亢喘证案

陈某，男，63岁。2021年4月16日初诊。

主诉：反复咳嗽咯痰。

刻下症：咳嗽，咯白色泡沫痰，难咯，爬3层楼后则气喘，下肢酸软，眠差，大便可，平素畏寒。舌质深红，苔薄黄，左脉中取弦，右脉弦。

既往史：结核病病史，已愈。慢性阻塞性肺疾病，服布地奈德福莫特罗粉吸入剂、金水宝胶囊。高血压病，血压控制欠佳。高脂血症、脂肪肝、肝囊肿、睡眠障碍。

辅助检查：四川省中医院肺功能测试（2021年4月13日）示肺功能轻度受损。

西医诊断：慢性阻塞性肺疾病。

中医诊断：喘证（肾虚作喘兼肝阳上亢证）。

治法：补肾纳气，清肝平肝。

处方：天麻 12g，钩藤 15g，牡丹皮 10g，生白术 12g，茯苓 25g，麸炒苍术 12g，泽泻 15g，麸炒枳壳 20g，桔梗 12g，盐补骨脂 30g，蛤蚧粉 6g，白附片 10g，肉桂 10g，五味子 5g，沉香 5g，甘草 3g。

煎服方法：6 剂，水煎服，饭后半小时温服。

二诊（2021 年 4 月 30 日）：服前方后，下肢乏力改善，咳嗽咳痰减轻，现痰量不多，进热食则流清涕，爬楼梯则累，呼吸急促，胸闷气短，失眠多梦，小便黄，平素冬季畏寒。舌质红，苔薄而黄，左脉弦，右脉弦细。

处方：天麻 12g，钩藤 15g，牡丹皮 10g，生白术 12g，麸炒苍术 12g，盐泽泻 15g，麸炒枳壳 20g，桔梗 12g，盐补骨脂 30g，蛤蚧粉 6g，五味子 5g，沉香 5g，生甘草 3g，山楂肉 15g，炒酸枣仁 30g，槲寄生 15g，盐杜仲 15g。

煎服方法：6 剂，水煎服，饭后半小时温服。

三诊（2021 年 6 月 18 日）：现咳痰顺畅，量少，次数稍多，平路走气喘好转，爬楼则喘，现布地奈德福莫特罗粉吸入剂每日 1 次，吃饭汗多，腿脚乏力，冬天怕冷，眠差（服褪黑素），纳可，神可，血压控制可。左脉细缓，尺脉沉，右脉缓。舌质偏红，苔薄黄。

处方：太子参 20g，生黄芪 30g，枳壳 15g，桔梗 12g，制远志 10g，石菖蒲 15g，灵芝 15g，酸枣仁 50g，合欢花 30g，补骨脂 30g，蛤蚧粉 6g（冲服），甘草 3g，紫河车粉 6g（冲服），红曲 3g。

四诊（2021 年 7 月 8 日）：下肢无力，咳嗽减少，闻及刺激性气味后咳，舌质红，苔薄而少，脉缓。

处方：人参 10g，生黄芪 15g，枳壳 15g，桔梗 12g，石菖蒲 12g，灵芝 15g，酸枣仁 50g，枸杞子 12g，合欢花 15g，补骨脂 30g，蛤蚧粉 6g（冲服），甘草 3g，紫河车粉 6g（冲服），红曲 3g，熟地黄 10g，山茱萸 10g。

按：肾为气之根，张老认为喘证之病机关键在下焦肾虚不纳。肾藏元气，为一身之气之本，肾气虚则肺气失于充养，气虚而喘；肾阳虚衰，气化不利，水气凌心，心阳不振，肺气上逆，亦可致喘；肾阴亏虚，阴不制阳，肝阳上亢，肝气侮肺，亦可致喘。本案患者既有畏寒、下肢酸软等肾虚表现，亦有舌红苔薄黄、脉弦、眠差等肝阳上亢的表现。张老选用天麻、钩藤清肝平肝；牡丹皮、茯苓、附子、肉桂、五味子、泽泻温补肾阳，有八味肾气丸之意；加补骨脂温阳纳气，治疗肾不纳气的虚寒喘咳；蛤蚧粉增强补肾纳气平喘之力；沉香佐附子、肉桂、补骨脂温肾纳气；加枳壳、桔梗宣肺止咳；苍术燥湿祛风散寒，治疗腿脚酸软。患者服药后咳嗽、咳痰、腿脚乏力均减轻，仍眠差、舌红苔黄脉弦，故治疗仍以平肝补肾为主。痰量不多去茯苓；加桑寄生、杜仲补肝肾，强筋骨，疗腿软；加酸枣仁养心安神；山楂防止补益太过，滋腻碍脾。三诊时，患者症状不明显，处于稳定期，以补益为主，咳嗽消失，咯少量痰，加远志、菖蒲豁痰开窍，脉不弦，去天麻、钩藤，加太子参、黄芪、灵芝、紫河车补气养血，增强免疫力。四诊患者病情不显，仍以补益为主。

（六）肾不纳气喘证案

黄某，男，65岁。2020年11月5日初诊。

主诉：气喘1年。

刻下症：气喘气短气紧，偶尔咳嗽，无齁声，无喷嚏、鼻涕。口干口臭，偶尔胃部反酸，尿频、尿急、尿不尽，疲乏，睡觉流涎，平素怕冷，焦虑。舌红舌质胖大，苔少，左脉缓。

既往史：糖尿病10年余，前列腺增生，幽门螺杆菌（+）。

西医诊断：慢性阻塞性肺疾病。

中医诊断：喘证（肾不纳气证）。

治法：补肾纳气，兼宣肺止咳，化痰健脾。

处方：人参10g，炙黄芪50g，肉桂10g，五味子10g，麸炒白术15g，茯苓20g，盐补骨脂30g，紫河车10g，蛤蚧粉6g，炒紫苏子15g，麸炒枳实30g，炙甘草5g，木香10g，核桃仁2个。

煎服方法：6剂，水煎服，饭后半小时温服。

二诊（2020年11月12日）：服前方后气短减轻，仍气喘气紧，口干口臭，大便不成形，稍疲倦，冬季怕冷。舌质稍胖大，舌苔薄白满布，左脉中取弦，右脉浮大。

处方：人参10g，炙黄芪50g，肉桂10g，五味子5g，麸炒白术15g，茯苓20g，盐补骨脂30g，紫河车10g，蛤蚧粉6g，炒紫苏子15g，麸炒枳实30g，炙甘草5g，木香10g，炒僵蚕10g，核桃仁2个。

煎服方法：6剂，水煎服，饭后半小时温服。

三诊（2020年11月19日）：干咳，胸闷，自诉气喘、气短，动则气喘加重，语言难续接，自觉呼吸短促，咽喉异物感，无咯痰，嘴角流涎多，疲倦，平素怕冷。舌胖大，苔薄白，脉浮缓。

处方：人参 10g，炙黄芪 50g，肉桂 10g，五味子 5g，麸炒白术 15g，茯苓 20g，盐补骨脂 30g，紫河车 10g，蛤蚧粉 6g，炒紫苏子 15g，麸炒枳实 30g，炙甘草 5g，木香 10g，炒僵蚕 10g，制远志 10g，石菖蒲 15g。

煎服方法：6 剂，水煎服，饭后半小时温服。

按：喘证的关键病机在于肾虚不纳，但临床上喘证患者往往咳、痰、喘三症兼有，张老将此三症分别对应上、中、下三焦，据此提出了"开上—运中—奠下"的治疗方法，三法并举，不可或缺，根据病情调整侧重。此患者三症兼具，气喘、气紧、气短为下焦肾不纳气，口干、流涎、舌体胖大为中焦气虚痰阻，咳嗽为上焦肺气不宣，但偶咳嗽、无痰，主要为肾虚作喘，且患者畏冷、疲乏、脉缓，因此治疗以补肾纳气为主，兼宣肺止咳，化痰健脾，张老选用补肺汤合白术、茯苓、补骨脂、紫河车肺脾肾同治。气喘明显，加蛤蚧粉、紫苏子增强平喘之力，且蛤蚧补肺气、助肾阳，对于肾不纳气之喘，尤为有效，且肾主司膀胱气化，肾阳肾气充足则小便自调；加枳实、木香疏肝开郁、降气平喘，加核桃仁温补肺肾。患者服用后气短减轻，仍气喘，效不更方；大便不成形，减五味子为 5g，脉弦，加僵蚕平肝。三诊时患者自诉症状仍较重，情绪焦虑明显，张老嘱其放松心情，加菖蒲、远志舒心调畅情志。

（七）素体阳虚、外受风邪咳嗽案

凌某，男，52 岁。2021 年 5 月 6 日初诊。

主诉：反复咳嗽 8 年余。

刻下症：咳嗽，暮重，晨咯白痰，自诉烟味刺激或感冒后易咳嗽，受凉则鼻塞，畏寒，脾胃运化稍弱，食牛奶易腹泻，餐后胃胀，矢气多，大便稀溏，1 天 2～3 次，焦虑。舌质偏暗，苔薄白，左脉沉，右脉缓。

既往史：慢性阻塞性肺疾病，肺结核（已愈），扁桃体切除术后，睡眠呼吸暂停综合征。

辅助检查：肺功能和肺部 CT 检查排除哮喘。

西医诊断：慢性阻塞性肺疾病。

中医诊断：咳嗽（素体阳虚，外受风邪证）。

治法：解表宣肺，止咳化痰。

处方：紫苏叶 15g，炙麻黄 10g，杏仁 15g，法半夏 15g，干姜 15g，橘红 15 g，枳壳 20g，瓜蒌皮 12g，制旋覆花 15g，前胡 20g，大枣 10g，党参 15g，炙甘草 5g。

煎服方法：6 剂，水煎服，饭后半小时温服。

二诊（2021 年 5 月 28 日）：服上方后咳嗽减轻，现夜间咳甚，咽喉有痰不易咯出，色淡黄，咽部稍痒，晨起鼻涕多，色黄质稠，偶喷嚏，矢气频，晚饭后易胃胀，口干欲饮，易感冒。舌红苔薄黄，左脉沉缓，右脉缓。

处方：辛夷 15g，防风 15g，炙麻黄 10g，杏仁 12g，枳壳 20g，桔梗 12g，瓜蒌皮 12g，法半夏 15g，黄芩 15g，金荞麦 30g，麦冬 15g，前胡 20g，甘草 3g，川贝母 10g。

煎服方法：6 剂，水煎服，饭后半小时温服。

按：本案例为风邪犯肺的外感咳嗽，症见畏寒、咳嗽、咯白痰。张老选用三拗汤合杏苏散加减疏风宣肺，健脾化痰。方中麻黄、杏仁宣肺解表，杏仁、枳壳宣降肺气；患者平素脾胃弱，紫苏叶既能解表，又能理气和胃；半夏、橘红、瓜蒌化痰理气；旋覆花是张老常用的化痰药，消痰下气，化痰作用较强，且无寒热之弊；患者体虚易外感，加党参、大枣益气健脾，标本兼治。二诊时患者咳嗽较上次缓解，仍夜间咳嗽，咯痰，余邪未尽，仍用三拗汤解表宣肺止咳，加辛夷、防风祛风通窍，流黄涕，加黄芩清泻肺热，咳嗽日久，加麦冬、川贝养阴润肺化痰。

（八）阳虚痰浊阻肺咳嗽伴气喘案

许某，男，87 岁。2020 年 11 月 26 日初诊。

主诉：咳嗽、气喘 1 个月余。

刻下症：咳嗽，咳吐粉红色泡沫痰，夜间痰多，为白色黏稠痰，动则气喘，流少量清鼻涕，下肢肿，手脚无力，起身困难，疲倦欲寐，平素怕冷，血压偏低，大便成形。舌质暗红，苔薄白多津，脉结代。血压：110/70mmHg。

既往史：前列腺癌，目前服前列腺癌靶向药（阿比特龙）。肺源性心脏病，房颤。口服比索洛尔、达比加群。

辅助检查：胸部 CT 示右肺上叶尖端见条索影、结节影及钙化灶，邻近胸膜粘连增厚，陈旧性病灶。双肺散在少许纤维条索影。右肺可见数枚硬结灶。双肺肺气肿，局部肺大泡形成。心脏增大，主动脉壁、冠状动脉壁钙化。肺动脉干及左右分支增粗，提示肺动脉高压。

西医诊断：慢性阻塞性肺疾病；肺源性心脏病。

中医诊断：喘证（痰浊阻肺证）。

治法：泻肺平喘，健脾化痰。

处方：紫苏叶 10g，焯苦杏仁 10g，法半夏 12g，茯苓 20g，化橘红 12g，干姜 10g，麸炒枳壳 15g，桔梗 12g，酒赤芍 15g，炒葶苈子 10g，泽兰 10g，人参 10g，生丹参 10g。

煎服方法：6 剂，水煎服，饭后半小时温服。

二诊（2020 年 12 月 3 日）：服药后症状缓解，夜晚偶尔咳嗽，痰易咯，痰色微黄，纳少，脚肿减轻，四肢无力，晨起口苦口干，夜晚左侧口腔苦涩，夜尿多，时时欲寐，服前方后下半夜睡眠改善，血压平稳。舌暗红苔少，多津，脉沉细而结代。

处方：炙黄芪 15g，焯苦杏仁 10g，法半夏 12g，茯苓 20g，化橘红 12g，麸炒枳壳 15g，桔梗 12g，酒赤芍 15g，炒葶苈子 10g，泽兰 10g，人参 10g，生白术 10g，桂枝 10g。

煎服方法：6 剂，水煎服，饭后半小时温服。

三诊（2021 年 1 月 14 日）：自诉服前方后症状缓解明显，走路无明显气喘，下肢及脚背仍水肿，疲倦，口干，纳可，便秘。唇色暗舌淡红，苔薄白多津，脉沉缓。

处方：人参片 10g，生黄芪 12g，麸炒白术 10g，麸炒枳实 15g，炒莱菔子 12g，当归片 10g，炒葶苈子 10g，泽兰 10g，肉苁蓉 12g，生地黄 10g，生甘草 3g，焯苦杏仁 10g，郁李仁 10g，柏子仁 12g。

煎服方法：6 剂，水煎服，饭后半小时温服。

按：此案例患者咳嗽痰多、气喘，痰浊阻肺，肺气不宣，张老选用葶苈大枣泻肺汤合二陈汤泻肺平喘、健脾化痰。加枳壳、桔梗宣肺，杏仁、枳实降肺，升降相因，肺气得开；加泽兰利水消肿，同时肺朝百脉，心气与肺气相顺接，气血应心之动而周行全身；肺气闭郁，气滞血瘀，加丹参、赤芍活血化瘀。

二诊时患者气喘消失，仍咳嗽、咯痰、脚肿，加白术、桂枝组成苓桂术甘汤温阳化饮、健脾利湿。三诊时咳嗽、气喘消失，仍有水肿。加肉苁蓉、生地黄补肾纳气利水；患者便秘，加郁李仁、柏子仁润肠通便。

五、肺结节

（一）痰瘀交阻、阴虚火旺咳嗽伴气紧胸痛案

邓某，男，46岁。2020年12月24日初诊。

主诉：咳嗽，伴胸部牵拉痛、气紧半个月。

刻下症：咽痒咳嗽，呛咳为主，气紧，右胸部牵拉痛，耳心有针刺烧灼感，持续几秒，吞咽不适，食瓜子、花生等坚果类咽喉不适明显，甚则流鼻血，面部潮红，唇干燥，眠差。舌红，苔黄多津，脉细数。

辅助检查：四川省人民医院胸部CT（2020年12月17日）示左肺下叶外基底段见一纯磨玻璃结节，最大径约7mm；双肺多叶段见多个小实性结节，大者位于右肺下叶外基底段胸膜下，最大径约8mm，考虑慢性炎性结节可能；右肺散在少许纤维索条灶；扫及甲状腺低密度小结节。

既往：幼年结核病病史。

西医诊断：肺结节。

中医诊断：咳嗽（痰瘀交阻兼阴虚火旺证）。

治法：化痰止咳，破血逐瘀，滋阴清热。

处方：太子参15g，麸炒枳壳15g，瓜蒌皮15g，炒芥子10g，浙贝母10g，莪术10g，土鳖虫10g，醋鳖甲12g（先煎），石菖蒲15g，炒酸枣仁30g，生牡蛎30g，金荞麦20g，生甘草3g。

煎服方法：6剂，水煎服，饭后半小时温服。

二诊（2020年12月31日）：服前方后，胸部牵拉痛、吞咽不适感较前缓解，眠差。舌质红，苔稍厚微黄，脉弦细微数。

处方：太子参15g，麸炒枳壳15g，瓜蒌皮15g，炒芥子10g，浙贝母10g，莪术10g，土鳖虫10g，醋鳖甲12g（先煎），石菖蒲15g，炒酸枣仁30g，生牡蛎30g，金荞麦20g，生甘草3g，干石斛12g，生地黄10g。

煎服方法：6剂，水煎服，饭后半小时温服。

三诊（2021 年 1 月 7 日）：服前方后咽喉异物感缓解，喜深呼吸，鼻腔干涩，嘴唇干，舌尖部溃疡，肩颈酸，右侧腰背近日扭伤，纳可，小便黄，大便可，睡眠改善。脉滑，舌质红，舌苔薄白欠润。

处方：北沙参 15g，麸炒枳壳 15g，浙贝母 10g，莪术 10g，土鳖虫 10g，醋鳖甲 12g（先煎），生牡蛎 30g，金荞麦 20g，生甘草 3g，干石斛 12g，生地黄 10g，麦冬 15g，青黛 10g（包煎），蜜枇杷叶 30g，茵陈 15g。

煎服方法：6 剂，水煎服，饭后半小时温服。

四诊（2021 年 1 月 14 日）：服药后气紧基本消失，咽喉不适，时有呛咳，唇干，口干不欲饮，矢气多。舌质淡红，苔薄白，脉缓。

处方：太子参 15g，麸炒枳壳 15g，瓜蒌皮 15g，炒芥子 10g，浙贝母 10g，莪术 10g，土鳖虫 10g，醋鳖甲 12g（先煎），石菖蒲 15g，炒酸枣仁 30g，生牡蛎 30g，金荞麦 20g，生甘草 3g，干石斛 12g，生地黄 10g，麦冬 15g。

煎服方法：6 剂，水煎服，饭后半小时温服。

按：《医学传灯·喘》云"窠囊积饮，如蜂子之穴于房中，莲实之嵌于蓬内，生长则易，而剥落则难"，形象比喻邪聚于肺，日久成痰，深伏于肺络"窠囊"之中，这一概念与肺结节有共通之处。张老临床治疗肺结节结合症状辨证治之，扶正祛邪并举，佐以大量软坚散结药，如莪术、鳖甲、天南星等。此患者为痰瘀阻肺兼有阴虚火旺证，张老选用太子参益气健脾、生津润肺；患者以呛咳为主，此为肺气不宣的表现，加枳壳宣肺止咳；胸部疼痛加瓜蒌、芥子宽胸理气，通络止痛；浙贝母、金荞麦清热化痰止咳；患者兼有耳心灼热、流鼻血、面部潮红、舌红苔黄、脉细数等阴虚火旺证，加鳖甲、牡蛎滋阴平肝潜阳兼能软坚散结；患者眠差，加酸枣仁、石菖蒲。对于石菖蒲，张老推崇王学权在《重庆堂随笔·卷下》中对此药的认识，称其能"舒心气，畅心神，怡心情，益心志，妙药也"，临床多用，疗效确切。一诊后，患者症状缓解，加石斛、生地黄滋阴清热。三诊患者舌尖生溃疡，加青黛、麦冬、枇杷叶、茵陈清热利湿滋阴，解毒润肺。四诊时患者症状基本缓解，仍以前方进退，巩固疗效。

（二）痰热内郁咳嗽案

谢某，女，56 岁。2020 年 8 月 20 日初诊。

主诉：反复咳嗽 3 年余。

刻下症：反复咳嗽，现咳嗽不频繁，咽痒，喉间有痰，偶痰中带血丝，无鼻塞、流涕，两胁疼痛、背痛，寐差，入寐困难，易醒，二便调。舌淡红，苔薄白，脉缓。

辅助检查：胸部CT（2020年7月1日）示双肺慢性炎性病灶，肺部数个结节。

诊断：咳嗽（痰热内郁证）。

治法：理气解郁，清热化痰。

处方：炒栀子15g，郁金15g，瓜蒌皮15g，射干12g，蜜枇杷叶30g，白茅根30g，金荞麦30g，岩白菜20g，前胡20g，生甘草3g，麸炒枳壳30g，酒黄芩15g。

煎服方法：6剂，水煎服，饭后半小时温服。

二诊（2020年10月16日）：服药后诸症缓解，未再咳嗽，偶喉间有痰，偶胸胁疼痛，咽喉异物感消失，大便偏稀，舌质嫩红，苔薄少，左脉中取微弦，右脉缓。自诉血压、尿酸偏高。

处方：竹叶柴胡10g，炒蒺藜15g，郁金15g，石菖蒲12g，炒决明子12g，生丹参15g，醋莪术10g，金荞麦30g，生甘草3g，瓜蒌皮15g。

煎服方法：6剂，水煎服，饭后半小时温服。

按：咳嗽既可以是一个症状，也可以为一个独立的疾病。临床上久咳患者往往兼有痰、瘀、火等病理因素。患者久咳，气机不畅，气郁于胸胁，久郁化热，热伤血络，故痰中带血；不通则痛，故可见胸胁痛、背痛；热扰心神，故寐差。张老以栀子轻清宣郁热，郁金行气解郁、活血止痛、清心凉血，瓜蒌、射干、金荞麦、岩白菜清热化痰，且瓜蒌、射干能理气宽胸，枳壳、前胡、枇杷叶降气枳壳，白茅根清热凉血止血，黄芩苦寒清热。诸药合用，热清则气顺痰消，故咳自止。二诊时患者症状轻微，肝经郁热，故以疏肝解郁为主。柴胡、蒺藜、郁金、石菖蒲等疏肝解郁，理气化痰，行气活血；丹参、莪术活血，血能载气，活血以行气；决明子清肝，瓜蒌利气宽胸化痰，使气血调和，病乃愈。正如朱丹溪说："气血冲和，万病不生，一有怫郁，诸病生焉。故人身诸病，多生于郁。"

（三）痰气交阻咳嗽案

胡某，女，58岁。2021年6月25日初诊。

主诉：体检发现肺结节 6 年余，伴胸闷、气短、痰多。

刻下症：发现肺结节 6 年余，现无咳嗽，天气变化则胸闷、气短，休息、吸氧后缓解。久行则心累、气喘，受凉、喝水则痰多，偶有反酸，时有双手麻，头昏沉，无明显疲乏，舌暗红，苔薄黄，双脉缓。

西医诊断：肺结节。

中医诊断：咳嗽（痰气交阻证）。

治法：行气宽胸，化痰散结，健脾化湿。

处方：瓜蒌皮 15g，法半夏 15g，薤白 15g，制天南星 10g，茯苓 25g，橘红 15g，僵蚕 10g，醋鳖甲 15g，莪术 10g，金荞麦 30g，浙贝母 10g，补骨脂 30g，蛤蚧粉 6g，甘草 3g。

煎服方法：6 剂，水煎服，饭后半小时温服。

二诊（2021 年 7 月 1 日）：服药后反胃恶心，2 小时后缓解，胸闷好转，走路喘气，咳痰多，半夜口干，喝水后痰多，左脉缓，舌质微暗，苔薄微黄。

处方：瓜蒌皮 12g，法半夏 15g，薤白 15g，制天南星 5g，茯苓 30g，橘红 15g，僵蚕 10g，醋鳖甲 15g，莪术 10g，金荞麦 30g，浙贝母 10g，补骨脂 30g，蛤蚧粉 6g，甘草 3g，生姜 12g，枳壳 20g。

煎服方法：6 剂，水煎服，饭后半小时温服。

三诊（2021 年 7 月 8 日）：服药后胃部觉冷，反胃，纳呆，右眼充血，胸闷喘气好转，略感疲劳，大便不爽，双脉缓，舌红偏暗苔薄白。

处方：瓜蒌皮 12g，法半夏 15g，薤白 15g，制天南星 5g，橘红 15g，醋鳖甲 15g，建曲 10g，莪术 10g，金荞麦 30g，浙贝母 10g，补骨脂 30g，蛤蚧粉 6g，甘草 3g，枳实 20g，炒白术 15g。

煎服法：6 剂，水煎服，饭后半小时温服。

按：肺结节是在胸部影像上表现为密度增高的实性或亚实性阴影。随着体检普及，肺结节的诊断率逐年升高，而部分肺结节可演变为肺部肿瘤。目前西医针对早期肺结节尚无特殊治疗，主要采取影像复查随访，因此许多患者寻求中医治疗。中医并无肺结节对应的病名记载，而以"肺积""息贲""窠囊"论之，其病因病机多为肺脾虚弱、正气衰惫，邪气内盛、气痰瘀互结，治疗以扶正、攻邪为主。此案例患者双肺多发结节，伴气喘、胸闷、气短、痰多的表现，故张老以瓜蒌薤白半夏汤加减化裁，行气宽胸、化痰散结，加天南星、僵蚕、莪术、鳖甲增强化痰软坚散结之力，金荞麦、浙贝母清热化痰。同时，张老治疗肺部疾病时注重肺脾肾上中下三焦同治。脾虚不能运化水饮，喝水痰多，加茯苓、橘红健脾燥湿化痰；久病及肾，头昏沉、气喘，加补骨脂补肾温阳、纳气平喘，蛤蚧补益肺肾、纳气平喘。二诊时患者胸闷好转，但出现反胃恶心，加生姜温中止呕，枳壳理气宽中。三诊时出现反胃纳呆、大便不爽，易茯苓为白术以健脾，易枳壳为枳实以散痞，加建曲消食和胃。

（四）肺气亏虚、痰瘀互结肺积案

申某，女，51 岁。2020 年 10 月 29 日初诊。

主诉：咳嗽 1 个月。

刻下症：肺结节术后 20 余天，干咳，咯白色泡沫痰，难咯，遇冷热刺激咽喉不适，遇风则咽痛，汗多，汗出湿衣，午饭后疲乏。舌质偏暗，舌苔两侧稍厚偏黄，右脉浮缓，左脉缓。

既往史：2020 年 10 月 6 日行肺结节手术，病理诊断为腺癌。

辅助检查：胸部 CT（2020 年 9 月 7 日）示右肺上叶尖段及左肺下叶背段混合磨玻璃结节，考虑炎性结节或小肿瘤；双肺散在小结节，多系炎性结节。

西医诊断：肺结节；右肺上叶腺癌。

中医诊断：肺积（肺气亏虚，痰瘀互结证）。

治法：宣肺止咳化痰，益气固表止汗。

处方：防风 12g，生黄芪 50g，麸炒白术 15g，麸炒枳壳 20g，桔梗 12g，茯苓 25g，化橘红 15g，绞股蓝 20g，白花蛇舌草 15g，生赤芍 15g，生牡蛎 30g，浮小麦 30g，炙甘草 5g。

煎服方法：6 剂，水煎服，饭后半小时温服。

二诊（2020 年 11 月 5 日）：服前方后咳嗽缓解，汗出减少，泡沫痰减少，舒适感明显，心窝处痒，发热。舌质淡红，苔白满布，双脉缓。

处方：防风 12g，生黄芪 50g，麸炒白术 15g，麸炒枳壳 20g，桔梗 12g，茯苓 25g，化橘红 15g，绞股蓝 20g，白花蛇舌草 15g，生赤芍 15g，生牡蛎 30g，浮小麦 30g，炙甘草 5g，人参 10g，法半夏 12g。

煎服方法：6 剂，水煎服，饭后半小时温服。

三诊（2020 年 11 月 12 日）：服前方后痰量减少，咳嗽减轻，咽喉有痰伴异物感，咯痰则舒，痰色稍黄，晨起胸闷，汗出，纳可。舌淡红，苔薄白，根部稍厚，双脉浮缓。

处方：防风 12g，生黄芪 50g，麸炒白术 15g，麸炒枳壳 20g，桔梗 12g，茯苓 25g，化橘红 15g，绞股蓝 20g，白花蛇舌草 15g，生赤芍 15g，生牡蛎 30g，浮小麦 30g，炙甘草 5g，人参 10g，法半夏 12g，紫苏叶 10g。

煎服方法：6 剂，水煎服，饭后半小时温服。

按：肺结节在中医归属"肺积"范畴。《内经》言"邪之所凑，其气必虚"，临床上肺结节以中老年患者、素体虚弱者居多，常见神疲乏力、少气懒言、易汗出、易感冒、纳呆、便溏或时有干咳等气虚表现。此案患者咳嗽、咯白色泡沫痰，兼有汗多、畏风畏冷、疲乏的气虚表现。张老说肺结节术后肺气虚，会出现咯白色泡沫痰、汗多的症状，选用玉屏风散合牡蛎散益气固表止汗；加枳壳、桔梗宣散上焦闭郁之肺气；茯苓、橘红健脾化痰；患者病理诊断为腺癌，现代药理研究表明绞股蓝、白花蛇舌草都有一定抗癌作用；加赤芍活血化瘀。二诊时患者咳嗽、咯痰减轻，效不更方，加人参、半夏健脾化痰。三诊患者出现胸闷，加紫苏叶理气宽中。

六、支气管扩张

（一）气阴两虚，咳嗽咯血案

程某，女，47 岁。2021 年 1 月 7 日初诊。

主诉：反复咳嗽、咯血 2 年余。

刻下症：咳嗽，咯血，咯痰，多呈乌红色，无胸痛、胸闷，晨起手部紧绷感，稍出汗，纳可，大便正常。舌质淡白，舌苔白厚，脉沉细无力。

既往史：肺结核病。

辅助检查：双肺结核灶，见硬结钙化，伴牵引性支气管扩张；代偿性气肿；胸膜粘连；脾大。

西医诊断：支气管扩张。

中医诊断：咳嗽（气阴两虚证）。

治法：益气养阴，凉血止血。

处方：北沙参 20g，百合 15g，麦冬 15g，炒栀子 10g，牡丹皮 10g，青黛 10g（包煎），三七粉 10g，天花粉 10g，白芷 10g，皂角刺 5g，岩白菜

15g，生甘草 3g，墨旱莲 30g。

煎服方法：6 剂，水煎服，饭后半小时温服。

二诊（2021 年 1 月 21 日）：服前方后咳嗽明显减轻，偶尔晨起咳嗽，咽喉痰黏，无血痰。舌质淡红，苔薄白，脉缓。

处方：北沙参 20g，百合 15g，麦冬 15g，炒栀子 10g，牡丹皮 10g，青黛 10g（包煎），天花粉 10g，白芷 10g，岩白菜 15g，生甘草 3g，煨诃子 10g，煅蛤壳 15g，白薇 10g。

煎服方法：6 剂，水煎服，饭后半小时温服。

按：此患者有多年肺病史，日久不愈，耗气伤阴，肺气亏损，宣发布散失职，津失疏布，凝聚成痰；肺阴亏虚，阴虚生内热，热可灼津为痰；痰邪郁肺，日久化热，若遇外邪引动，痰热携肺气上逆，则见咳嗽、咳痰；痰热化火，火热之邪灼伤肺络，络伤血溢则见咯血、咳血。因此治以补益肺气、滋养肺阴，张老选用沙参麦冬汤合百合固金汤加减化裁。沙参既能养肺阴，也能滋胃阴，肺病日久常影响脾胃功能，脾胃运化水谷精微上充于肺，治疗肺部疾病的时候注意顾护脾胃；麦冬、百合养阴润肺止咳，患者晨起咳嗽明显，张老认为这是木火刑金，肝经有热的表现；加青黛、栀子苦辛寒以清肝经之热；牡丹皮清热凉血；三七，《玉楸药解》论其可"和营止血，通脉行瘀""行瘀血而敛新血"；岩白菜，《四川中药志》言其味甘无毒，能治吐血、咳血；天花粉清热泻火生津；皂角刺排痰；墨旱莲养血止血益阴。诸药合用，标本兼治。二诊时患者咯血消失，咳嗽减轻，去三七、墨旱莲，加诃子、煅蛤壳敛肺化痰下气。

（二）肺脾两虚、肺络扩张案

朱某，女，50 岁。2020 年 9 月 24 日初诊。

主诉：支气管扩张 2 年余。

刻下症：支气管扩张病史 2 年，现未咯血，咯少量褐色痰，口干欲饮，纳可，眠可。舌质淡红，苔薄黄欠润，双脉细缓。

既往史：慢性咽炎。

西医诊断：支气管扩张。

中医诊断：肺络扩张（肺脾两虚证）。

治法：健脾补肺，祛痰益气。

处方：太子参 15g，生白术 15g，茯苓 20g，陈皮 15g，麸炒枳壳 15g，桔梗 15g，金荞麦 20g，炙甘草 3g。

煎服方法：6 剂，水煎服，饭后半小时温服。

二诊（2020 年 10 月 15 日）：近日晨起欲吐痰，量较多，痰色灰绿，改变体位则易咯吐，夜晚睡觉咽喉有痰。鼻咽部干燥，易口干，吞口水时咽喉痛，自诉服上方后缓解，现便秘，大便干，无明显疲倦，怕冷，纳可，眠差。舌淡红，苔薄微黄，右脉缓，左脉中取较缓。

治法：健脾益气，滋阴润肺。

处方：太子参 15g，生白术 15g，茯苓 20g，生陈皮 15g，麸炒枳壳 12g，桔梗 10g，金荞麦 20g，炙甘草 3g，百合 15g，法半夏 10g，生黄芩 12g。

煎服方法：6 剂，水煎服，饭后半小时温服。

三诊：服前方后痰量减少，痰色减淡，呈灰绿色，咯痰易出，睡眠改善，鼻腔干燥。舌质红，苔薄黄而少，左、右脉浮缓。

处方：太子参 15g，茯苓 20g，生陈皮 15g，麸炒枳壳 10g，桔梗 10g，金荞麦 20g，炙甘草 3g，百合 15g，法半夏 10g，山药 15g，石斛 15g。

按：支气管扩张的典型临床表现有慢性咳嗽、咳大量脓痰、反复咯血等。患者支气管扩张 2 年余，一诊时只咯少量褐色痰，病情处于稳定期，故以补益肺脾治本，兼祛痰治标。太子参补脾润肺；白术、茯苓、陈皮健脾益气，补土生金；枳壳、桔梗是张老常用药对，用以宣肺理气排痰；金荞麦味苦性平，功能解毒化瘀，多用于痰热喘咳。张老嘱要注意痰量增加，痰色变黄、变绿，咯血等症状的出现，这是肺部感染加重的表现。二诊时患者痰量增多，且伴鼻干咽痛、大便干、怕冷、舌红苔薄微黄等热伤阴津症状，且发病正值秋季，考虑外感秋燥引动支气管扩张复发，张老在原方基础上加百合取百合固金汤意以滋阴润肺。脾为生痰之源，痰量增多，加半夏化痰祛湿；鼻干咽痛、苔薄黄，加黄芩清热燥湿。肺脾同调，标本兼治。三诊时患者痰量减少且易咯，因患者自诉既往不耐受黄芩、白术，将其易为山药、石斛。

七、间质性肺病

（一）肺失宣降，痰湿内蕴，肾不纳气肺痿咳嗽案

王某，男，61 岁。2021 年 4 月 5 日初诊。

主诉：咳嗽半年。

刻下症：形体肥胖，咳嗽半年，晨起明显，咯吐果冻样白痰，自觉呼吸不畅，戴口罩则感憋闷，气短，咽痒，晨起流清涕，喷嚏，畏寒，胃脘部畏寒尤甚，左上肢疼痛。舌质淡红，苔薄白，中部稍厚，左脉缓，右脉偏浮。

既往有过敏性鼻炎、高血脂、脂肪肝病史。

辅助检查：胸部 CT（2020 年 11 月 11 日）示双肺弥漫间质性改变。肺功能检查示通气功能轻度减退。

西医诊断：间质性肺病。

中医诊断：咳嗽（肺失宣降，痰湿蕴肺，肾不纳气证）。

治法：宣肺开痹，化痰除湿，补肾纳气。

处方：炒辛夷 15g，紫苏叶 15g，蜜麻黄 10g，燀苦杏仁 12g，法半夏 15g，茯苓 20g，麸炒枳壳 20g，桔梗 12g，化橘红 15g，前胡 20g，盐补骨脂 30g，生甘草 3g，生赤芍 15g，醋鳖甲 12g。

煎服方法：6 剂，水煎服，饭后半小时温服。

二诊（2021 年 4 月 30 日）：服前方后呼吸较前通畅，咳嗽、气短减轻，咯黏稠白痰，咽痒，晨起流清涕，喷嚏，无鼻塞，夜间稍口干口苦，睡眠后半夜易醒伴耳鸣。舌质淡红，舌苔微黄，苔中部稍厚满布，右脉偏浮，左脉缓而沉。

处方：蜜麻黄 10g，燀苦杏仁 12g，法半夏 15g，茯苓 20g，麸炒枳壳 20g，桔梗 12g，化橘红 15g，前胡 20g，盐补骨脂 30g，生甘草 3g，生赤芍 15g，醋鳖甲 12g，金荞麦 30g，蛤蚧粉 6g。

煎服方法：6 剂，水煎服，饭后半小时温服。

三诊（2021 年 5 月 14 日）：服前方后咳嗽、咯痰次数减少，痰量减少，痰黏稠度降低，痰色午后微黄，咽痒，活动后稍气短，舌质偏大，舌色淡红，舌苔薄黄，脉浮缓。

处方：紫苏叶 15g，蜜麻黄 10g，燀苦杏仁 12g，法半夏 15g，茯苓 20g，麸炒枳壳 20g，桔梗 12g，化橘红 20g，前胡 20g，金荞麦 30g，生甘草 3g。

煎服方法：6 剂，水煎服，饭后半小时温服。

按：间质性肺病起病隐匿，病程发展呈慢性经过，确切的发病机制尚未完全阐明，治疗效果欠佳。张老在治疗此类无法治愈的疾病时坚持不伤害原则，以提高患者生活质量为主要目标。除药物治疗外，嘱患者一定戒烟，避免感冒，关注痰色、痰量的变化及气喘的情况，后期可能需要配合家庭氧疗。在间质性肺病的稳定期，张老常宣肺、健脾、补肾并举，即开上、运中、奠下，开上常用麻黄、桔梗等，运中用二陈汤或六君子汤，奠下用河车大造丸等，对防止复发加重有重要意义。本案患者有过敏性鼻炎，咳嗽伴咽痒、喷嚏、流清涕等，张老认为不可忽视疏风，故予辛夷、紫苏叶疏风解表通窍，麻黄、杏仁、枳壳、桔梗、前胡宣肺；半夏、茯苓、陈皮运中；补骨脂、鳖甲补肾；久病加赤芍清热活血，化瘀通络。诸药合用，二诊即显效，症状减轻。风邪减轻，无鼻塞，故去辛夷、紫苏叶；苔微黄，有化热倾向，加金荞麦清热化痰；加用蛤蚧粉，增强补肾纳气之功。三诊患者持续好转，但夹外感，故张老仅以宣肺、运脾治之。

（二）风热犯肺、肺失宣降肺痿咳嗽案

何某，男，69 岁。2020 年 7 月 30 日初诊。

主诉：反复咳嗽 5 个月余，加重 1 周。

刻下症：咳嗽 1 周，自诉服用抗生素（具体不详）未见好转，咳嗽较频繁，咯果冻样黏痰，咽痒，纳可。1 周前有血尿病史，现无肉眼血尿。大便可，舌暗红，苔薄黄满布，脉微数。

辅助检查：胸部 CT（2020 年 5 月 27 日）示双肺轻度间质性病变；右肺尖少许慢性炎症；双侧顶胸膜增厚；左冠状动脉壁少许钙化，左室心尖部局部脂肪浸润可能。

既往史：肾结石、肾功能不全。

诊断：咳嗽（风热犯肺、肺失宣降证）。

治法：疏风清热，宣肺止咳。

处方：桑叶 15g，菊花 15g，炒蒺藜 15g，黄芩 15g，连翘 15g，麸炒枳壳 30g，桔梗 20g，金荞麦 30g，瓜蒌皮 15g，法半夏 15g，酒赤芍 15g，前胡 20g，生甘草 3g，炒牛蒡子 30g，石韦 15g，蜜枇杷叶 15g，白茅根 20g。

煎服方法：6 剂，水煎服，饭后半小时温服。

二诊（2020 年 8 月 6 日）：服药后咳嗽减轻，咯痰减少，晨起仍咯果冻样黏痰，量少，遇冷空气刺激则吐果冻夹泡沫痰，纳可，二便调，舌暗红，苔少，脉缓。

处方：桑叶 15g，菊花 15g，炒蒺藜 15g，麸炒枳壳 30g，桔梗 20g，金荞麦 30g，瓜蒌皮 15g，法半夏 15g，酒赤芍 15g，前胡 20g，生甘草 3g，炒牛蒡子 30g，石韦 15g，蜜枇杷叶 15g，白茅根 20g，茯苓 25g，橘红 15g。

煎服方法：6 剂，水煎服，饭后半小时温服。

三诊（2020 年 8 月 27 日）：服药后咳嗽、咯痰明显减轻，晨起遇冷空气吐白色泡沫痰，偶有白色黏液痰，自觉畏寒，纳眠可，二便调，唇红，舌暗红，苔白厚，脉滑微数。自诉复查肾功能好转，无血尿。

处方：桑叶 15g，菊花 15g，炒蒺藜 15g，麸炒枳壳 20g，桔梗 15g，法半夏 15g，茯苓 25g，陈皮 15g，生甘草 3g，炒牛蒡子 15g，石韦 15g，白茅根 30g，芦根 20g，生姜 10g。

1 年后患者再次因咳嗽就诊，诉服三诊服药之后，咳嗽咯痰明显好转，后间断自行服用上方。

按：患者素有慢性咳嗽，本次又感外邪，使原有咳嗽加重，为外感内伤合邪。时值暑夏，感受暑热之邪，肺气不宣，以咳嗽为主症，选用桑菊饮加减，正如吴鞠通在《温病条辨·上焦篇》所言："太阴风温，但咳，身不甚热，微渴者，辛凉轻剂，桑菊饮主之。"对于温病初期，病位以鼻、咽喉为主时，以桑菊饮为基础方，辛凉解表；加刺蒺藜疏风下气；牛蒡子利咽；枳壳、前胡恢复肺之宣降；瓜蒌皮、金荞麦、黄芩、枇杷叶等清热化痰，理气止咳；石韦、白茅根清肺止咳，利尿通淋，凉血止血。二诊脉较前和缓，去清热之黄芩、连翘，加茯苓、陈皮健脾燥湿化痰，培土生金。三诊后症状大减，嘱戒烟、适当锻炼增强体质、戴口罩避免接触刺激物等生活调养，病情稳定。

（三）肺肾两虚、痰瘀阻络肺痿咳嗽案

徐某，男，74 岁。2017 年 5 月 4 日初诊。

主诉：咳嗽气短反复发作 3 年，复发加重 1 周。

刻下症：咳嗽频繁，干咳少量白色丝状黏痰，难以咳出，声音嘶哑，动则气喘气短，胸闷，夜间咳嗽加重影响睡眠，下肢水肿，按之不易恢复，畏寒怕冷，腿脚无力，食欲尚可，夜尿次数多，大便正常。脉浮弱不任重按，舌质紫暗，舌下络脉曲张，苔白厚。曾于当地医院诊断为特发性肺纤维化，多次住院治疗。

西医诊断：特发性肺纤维化。

中医诊断：肺痿（肺肾两虚，痰瘀阻络，阳虚水泛证）。

治法：补肺温肾，化痰祛瘀，利水消肿。

处方：生晒参 12g，生黄芪 20g，麦冬 12g，百合 15g，石斛 20g，枳实 15g，葶苈子 10g，白花蛇舌草 15g，鳖甲 10g，全瓜蒌 10g，补骨脂 15g，胡芦巴 10g，茯苓 15g，苍术 15g，赤芍 15g，五味子 10g，生甘草 3g，蛤蚧粉 3g（冲服）。

煎服方法：7 剂，水煎服，饭后半小时温服。

二诊（2017 年 5 月 12 日）：患者诉夜间干咳次数减少，睡眠较前安稳，气短及下肢水肿均缓解。脉浮弦，舌质暗苔白润。宜燥湿利水，原方去百合、石斛，加白术 15g，继服 7 剂。

三诊（2017 年 5 月 20 日）：胸闷气短明显减轻，干咳次数减少，脉弦弱，舌暗苔薄白。上方去葶苈子、全瓜蒌，加熟地黄 20g，巴戟天 10g。嘱此方可服用 1 个月巩固调理。后随访病情稳定，水肿已退，诸症大减。

按：此案患者为老年男性，肺肾两虚，肺气宣降失常，故出现咳嗽，气少不足以息症状。肺中津液匮乏则干咳，黏痰量少而不易咳出；胸中气机不利故胸闷；日久病及肾，肾阳亏损而气化蒸腾水液失常，故见水肿、夜尿频繁；肾气不足则肾主纳气功能失常，气不归原，表现为气短、气喘，活动后加重。舌紫、舌下络脉曲张为瘀血阻滞，苔白厚为痰湿内盛表现。方中人参、黄芪、麦冬、百合、石斛、五味子甘酸入肺，补肺气之虚；补骨脂、胡芦巴、蛤蚧补肾阳肾气之不足，且蛤蚧为血肉有情之品，可纳气定喘；枳实、葶苈子、全瓜蒌可理肺化痰；鳖甲、赤芍合用以软坚散结、活血化瘀。白花蛇舌草可清热解毒，利尿消肿，活血止痛，与茯苓、苍术同用以祛湿利小便，有助于消除水肿；与鳖甲、赤芍合用可解毒化浊祛瘀，有利于延缓纤维化进程。二诊去阴柔滋腻之百合、石斛，加用白术，以利水湿之化。三诊去峻烈之葶苈子、寒凉之全瓜蒌，加调补肾中阴阳之品，以便长期服药治疗。根据患者虚实状态随证调整处方的扶正与祛邪力度，切合病机，故易取效而稳定病情。

（四）肺肾不足、脾气虚弱肺痿咳嗽案

马某，男，67 岁。

主诉：咳嗽、气短反复发作 2 年，复发加重 5 天。

刻下症：咳嗽，咳吐少量白色黏痰，气短，动则气喘，易疲倦乏力，畏寒肢冷，食欲不振，面色淡白，舌质淡苔薄白，脉浮弱不任重按。

西医诊断：特发性肺纤维化。

中医诊断：肺痿（肺肾不足、脾气虚弱证）。

治法：补中益气，补肺益肾。

处方：人参 10g，黄芪 15g，白术 10g，当归 10g，熟地黄 10g，酒白芍 10g，大枣 10g，龙眼肉 10g，补骨脂 15g，石斛 15g，紫河车 6g（冲服），麦冬 10g，五味子 6g，生甘草 3g，蛤蚧粉 3g（冲服）。

煎服方法：6 剂，水煎服，饭后半小时温服。

二诊：咳嗽，气短，易疲倦。舌质红苔白，舌下络脉扩张，脉弦偏沉。上方加桃仁 10g，继服。

按：患者为老年男性，纳差，乏力，面色淡白，素有中气不足，日久肺气虚损则主气功能减退，脾气虚损则升清运化无权，导致胸中大气虚弱，故气短、胸闷、动则喘作。肺失宣肃则咳，气机郁滞，血行不畅，日久肺络瘀阻，形成肺纤维化。患者患病 2 年余，久病伤肾，肾阳温煦力减，故平素畏寒肢冷。治以健运中焦、培补中气，并补肺气温下焦。人参、黄芪、白术、大枣、龙眼肉甘温补脾，补中益气；当归、白芍、熟地黄、龙眼肉补血生血；麦冬、五味子、石斛补肺阴；补骨脂、紫河车、蛤蚧温固下焦，纳气平喘。其中人参、麦冬、五味子为生脉散，具有益气生津功效，用于久咳肺虚。二诊症状减轻，药后无不适，舌络扩张为有瘀血，故加桃仁活血化瘀。《名医别录》云桃仁"主咳逆上气，消心下坚，除卒暴击血，破癥瘕，通月水，止痛"。桃仁除活血通经外还可治疗咳逆上气，与肺纤维化的瘀血病机相符合，又可止咳。补骨脂、五味子为张之文教授金水相生、补肺益肾的常用药对，常用于肺纤维化肺肾两虚患者。方药见效后宜守方服用，逐渐减轻症状。

八、失眠

（一）心肾不交不寐案

王某，男，42 岁。2021 年 7 月 2 日初诊。

主诉：不寐 5 年余。

刻下症：不寐 5 年余，疲倦，右侧胸闷且夜间加重，自觉有痰多不易咯出，盗汗明显，汗出湿衣，心慌，口干明显，口苦，烦躁易怒，夜尿 2～3 次，舌深红，苔薄黄而少，左脉细缓，右脉缓。

诊断：不寐（心肾不交证）。

治法：滋阴补肾，清心安神。

处方：生黄连 10g，生黄芩 15g，生白芍 15g，阿胶珠 10g（烊化），炒酸枣仁 50g，盐知母 12g，生黄柏 10g，生地黄 12g，灵芝 15g，合欢花 30g，生甘草 3g，煅牡蛎 30g（先煎）。

煎服方法：6 剂，水煎服，饭后半小时温服。

二诊（2021 年 7 月 9 日）：服上方 2 天后即感胸闷消失，6 剂服完后感睡眠、盗汗明显改善，心慌、烦躁稍改善，轻微口干、口苦，痰量减少，咯出痰为黄色，晨起少量鼻衄，视物稍模糊，二便可，舌红苔薄黄而少，双脉缓。

处方：生黄连 10g，生黄芩 15g，生白芍 15g，阿胶珠 10g（烊化），炒酸枣仁 50g，盐知母 12g，生黄柏 10g，生地黄 12g，灵芝 15g，合欢花 30g，生甘草 3g，煅牡蛎 30g（先煎），天竺黄 10g，女贞子 15g，墨旱莲 15g。

煎服方法：6 剂，水煎服，饭后半小时温服。

按：患者体型偏瘦，属阴虚体质。肾水亏虚，不能上济于心，心火独亢于上则不寐、烦躁；口干，心慌，盗汗，舌红少苔，脉细均为阴虚火旺之象。本证心火独亢，肾水亏虚，治应泻心火、滋肾阴、交通心肾，选用黄连阿胶汤加减。黄连、黄芩、黄柏苦寒清热，张老认为方中黄芩从黄连清心火，使心气下交于肾，正所谓"阳有余，以苦除之"；芍药、阿胶、生地黄甘滋肾阴，使肾水上济于心，正所谓"阴不足，以甘补之"；酸枣仁养心补肝，宁心安神，敛汗，生津；知母滋阴清热；牡蛎敛阴、潜阳、止汗、化痰；灵芝补气安神；合欢花养血解郁安神。诸药合用，心肾交合，水升火降，共奏滋阴补肾、清心安神、心肾交通之功，则心烦自除，夜寐自安。二诊患者诸症均明显好转，鼻衄加二至丸，咯黄痰加天竺黄涤热痰，且能镇心安神。后随访病情稳定。

（二）心火亢盛不寐案

王某，男，38 岁。2021 年 3 月 1 日初诊。

主诉：不寐 8 年余。

刻下症：形体稍胖，不寐，多梦，噩梦连连，头胀痛，耳鸣，口干口臭，头、手足心汗多，情绪稍烦躁，畏热，脱发，腰酸，大便不成形，舌质尖微红，苔薄微黄，右脉弦微数，左脉中取弦。血脂、血糖、血压、尿酸偏高，脂肪肝。

诊断：不寐（心火亢盛证）。

治法：清热镇心安神。

处方：生地黄 10g，生黄连 10g，当归片 10g，煅磁石 30g（先煎），生龙骨 30g（先煎），生牡蛎 30g（先煎），盐知母 10g，盐黄柏 10g，炒酸枣仁 50g，灵芝 15g，柏子仁 15g，五味子 10g，生甘草 3g，白薇 12g，砂仁 10g（后下）。

煎服方法：10 剂，水煎服，饭后半小时温服。

二诊（2021 年 3 月 12 日）：服前方 10 剂后诸症减轻，寐稍好转，但夜梦多，眠差易惊醒，醒后不易入睡，汗出较前减少，口干口臭，咽喉痰黏异物感，小便色黄，泡沫多，服前方无大便稀。舌质嫩红，根部舌苔偏黄，右脉缓，左脉缓。

处方：生地黄 10g，生黄连 10g，当归片 10g，煅磁石 50g（先煎），生龙骨 30g（先煎），生牡蛎 30g（先煎），盐知母 10g，盐黄柏 10g，炒酸枣仁 50g，灵芝 15g，柏子仁 15g，五味子 10g，生甘草 3g，炒栀子 10g，郁李仁（酒浸）20g，茯神木 15g。

煎服方法：8 剂，水煎服，饭后半小时温服。

三诊（2021 年 4 月 2 日）：服前方后仍梦多，眠差易醒，疲倦，白天手足心汗出，平素工作压力稍大，稍焦虑、烦躁，口干、口苦、口臭，鼻周生疮，小便淋沥不尽，偶小便痛，色黄，味臭，大便稀。左脉中取微弦，右脉弦，舌质淡红，苔薄白。

处方：生地黄 10g，生黄连 10g，当归片 10g，煅磁石 50g（先煎），生龙骨 30g（先煎），生牡蛎 30g（先煎），盐知母 10g，盐黄柏 10g，炒酸枣仁 50g，灵芝 15g，柏子仁 15g，五味子 10g，生甘草 3g，炒栀子 10g，制远志 10g，石菖蒲 15g。

煎服方法：6 剂，水煎服，饭后半小时温服。

四诊（2021 年 4 月 22 日）：服前方后梦明显减少，但仍易醒，醒后难以入睡，手足心汗出减少，纳可，二便可。舌质红，苔薄而少，双脉缓。

处方：生地黄 10g，生黄连 10g，当归片 10g，煅磁石 50g（先煎），生龙骨 30g（先煎），生牡蛎 30g（先煎），盐知母 10g，盐黄柏 10g，炒酸枣仁 50g，灵芝 15g，柏子仁 15g，五味子 10g，生甘草 3g，炒栀子 10g，制远志 10g，石菖蒲 15g。

煎服方法：6 剂，水煎服，饭后半小时温服。

五诊（2021 年 9 月 10 日）：诉睡眠明显好转，偶有梦，夜醒 1 ～ 2 次，手足心汗出稍减少，纳可，二便可。舌质红，苔薄黄多津，双中取微弦。血脂、血糖、血压、尿酸仍偏高。

处方：生地黄 10g，生黄连 10g，煅磁石 50g（先煎），盐知母 10g，盐黄柏 10g，炒酸枣仁 50g，灵芝 15g，柏子仁 15g，五味子 10g，生甘草 3g，炒栀子 10g，制远志 10g，石菖蒲 15g，天麻 10g，煅龙齿 30g，红曲 9g。

煎服方法：6 剂，水煎服，饭后半小时温服。

按：因工作生活压力变大，不寐患者不断增加，且趋向于年轻化。因情志不畅、熬夜等所致的不寐，如能及时调节可恢复，但若久不调节，则需药物等干预治疗。本案患者失眠，并伴有汗多、耳鸣、脱发、烦躁等症状，结合患者体质，治以镇心安神为主，佐清热除湿、平肝降逆、滋阴养血等法，多法并用，使神安寐详。张老以朱砂安神丸加减，生地黄、黄连、当归镇心安神，清热养血；酸枣仁、五味子、柏子仁补心之体以安神；煅磁石、龙骨、生牡蛎介属之类以重镇潜阳；知母、黄柏、栀子等苦寒泄热，使上逆之火潜息，故速取效。得效后即效不更方，在此基础上加减变化。三、四诊时，张老加入常用药对远志、石菖蒲化痰开窍，配心之用以安神，睡眠明显好转。五诊患者寐明显好转，去龙骨、生牡蛎重镇之属，仅用质稍轻之龙齿，并加天麻甘缓平肝；红曲健脾消食、活血化瘀，现代研究表明其可辅助降血脂等。当患者睡眠好转后，伴随不寐的症状亦相应减轻。

（三）气阴两虚、肝不藏魂不寐案

郑某，女，76 岁。2020 年 6 月 5 日初诊。

主诉：情绪低落、失眠多年。

刻下症：心绪繁杂常常整夜无法入睡。头昏，时有短气，疲倦，大便干燥。无畏寒、畏风。舌质偏红，苔薄黄多津，脉沉缓。

诊断：不寐（气阴两虚、肝不藏魂证）。

治法：益气养阴，调肝安神。

处方：生晒参 10g，炙黄芪 20g，麦冬 15g，五味子 10g，知母 12g，桔梗 12g，川芎 15g，制远志 12g，石菖蒲 12g，酸枣仁 30g，灵芝 10g，甘草 3g，丹参 15g。

煎服方法：12 剂，水煎服，饭后半小时温服。

二诊（2020 年 6 月 18 日）：服药后，头昏次数减少而时有昏沉，上午较下午明显。偶见气急，失眠稍有好转，每晚可睡三四个小时，但白天仍常有疲倦，大便稍干，每日 1 次。舌红苔薄黄，脉沉偏缓。前方加酸枣仁至 50g，茯神 20g 以增强安神之功，续服 12 剂。

三诊（2020 年 7 月 9 日）：情绪低落较前好转，头闷与气急明显缓解，睡眠好转，睡眠时间可达 5～6 个小时，白天仍稍有疲倦，大便略干。舌稍红，苔薄黄，脉沉。病已向愈，加柏子仁养心安神，润燥通便。调理 3 个月余而愈。

按：本案患者年事已高，气血亏虚，肝阴不足，无以敛藏肝魂，有疲倦、短气、大便干等症状，为气阴不足之证，用生脉散加减以益气生津。此外患者情绪不佳多年，肝主疏泄，肝气郁结化热，故舌红苔薄黄，热扰心神。肝体阴而用阳，肝之阴血不足，为体不足而用太过，故合用酸枣仁汤补肝体以收肝经浮热，收摄肝魂；另佐石菖蒲、灵芝、远志以益气血，安心神。

（四）肝阳上亢、风痰阻络不寐伴头晕、咳嗽案

何某，男，89 岁。2020 年 6 月 18 日初诊。

主诉：眠差 7 个月余。

刻下症：多梦易醒，每晚醒五六次。脑鸣，头昏眩晕，咳嗽，痰清稀，唾液多，胸痛隐隐，纳可，便溏，四肢麻木，左手甚麻。舌红，苔白厚，右脉微弦缓，左脉较右脉弦。

既往史：有冠心病、慢性支气管炎、肺气肿、高血压（收缩压最高达 200mmHg）病史，心脏安装两个支架，现自停降压药。

西医诊断：失眠，高血压病。

中医诊断：不寐，眩晕（风痰阻络，肝阳上亢证）。

治法：祛风化痰，平肝潜阳，活血通络。

处方：蝉蜕 10g，炒僵蚕 10g，法半夏 12g，茯苓 15g，麸炒白术 15g，

天麻 10g，陈皮 15g，豨莶草 12g，酒地龙 10g，酒丹参 12g，生甘草 3g。

煎服方法：12 剂，水煎服，饭后半小时温服。

二诊（2020 年 7 月 2 日）：头昏眩晕、失眠稍缓解，每晚要醒 3～4 次，脑鸣发作次数减少，纳可，便溏，左手仍有麻木。舌红，苔白厚，左脉弦，右脉弦偏缓。原方加刺蒺藜。12 剂，水煎服，每日 1 剂。

三诊（2020 年 7 月 24 日）：诸症均有缓解，每晚不醒或者醒 1 次，患者较为满意。偶有头晕脑鸣，咳嗽、咯痰明显缓解，左手麻木减轻。舌红，苔白稍厚，脉弦缓。再以原方加减调理 3 个月而近愈。

按：此案患者咳痰清稀，唾液多，便溏，舌苔白厚，皆是脾虚痰湿之象，故以半夏、陈皮、茯苓、白术健脾燥湿治其本；眩晕脑鸣，肢麻，提示风痰上扰入络，天麻配伍蝉蜕、僵蚕化痰息风治其标；再以地龙、丹参、豨莶草平肝阳，通经络。全方健脾、化痰、平肝、息风、通络，面面俱到，切合病机。

（五）肝火扰心不寐案

于某，女，38 岁。2020 年 6 月 4 日初诊。

主诉：失眠半年。

刻下症：眠浅易醒多梦，自述几乎隔两个小时左右要醒一次，而且醒后难以入睡，伴烦躁易怒，自汗多，潮热尤其脸颊热，手心热，月经提前，量少，白带少。口渴，饮水少。舌红苔少，右脉微弦，左脉微弦偏细。

诊断：不寐（肝火扰心证）。

治法：疏肝泄热，宁心安神。

处方：竹叶柴胡 10g，当归 15g，酒白芍 15g，茯神木 15g，生白术 10g，牡丹皮 10g，炒栀子 10g，菊花 15g，蝉蜕 10g，制远志 10g，石菖蒲 10g，炒酸枣仁 75g，灵芝 15g，生甘草 3g。

煎服方法：12 剂，水煎服，饭后半小时温服。

二诊（2020 年 6 月 25 日）：睡眠好转，每晚醒 2 次左右。情绪仍有时急躁易怒（尤其辅导作业时），潮热稍有减轻，白带少。口渴好转。前方取效，加川芎 10g，刺蒺藜 10g。12 剂，水煎服。

三诊（2020 年 7 月 16 日）：睡眠、情绪均有好转，本周醒了 3 次，潮热减轻，口不渴。舌红苔少薄黄，脉偏弦细。药已对证，肝热证减轻，去原方蝉蜕、刺蒺藜，服药调理 2 个月余，基本恢复正常。

按：患者平素烦躁易怒，情志不舒，伴有潮热、手心热、月经提前、口干，为肝经火热之证；舌红少苔，脉偏弦细则提示有伤及肝阴之嫌。治以丹栀逍遥散为基础方，加酸枣仁。方中栀子清气分郁火，牡丹皮除烦行血，二药一入气分，一入血分，共清肝经郁火；柴胡轻清升散，疏肝解郁，调畅情志，当归与白芍一辛一收，有"以辛补之，以酸泄之"之意，再加酸枣仁，可安平血气，敛而能运；情志不遂亦可伤脾，肝气内郁，乘胜于脾，故以白术扶助中宫；恐有肝阳化风之渐，则少佐蝉蜕、菊花抑肝阳，息内风，有既病防变之效；此外，肝热木火扰心，用石菖蒲、茯神、远志、灵芝宁心安神定志，可达标本兼治之功。二诊肝热稍退，加川芎为酸枣仁汤的架构，加刺蒺藜以清热息风。

（六）湿阻中焦、痰热扰神不寐案

甘某，女，61 岁。2019 年 11 月 22 日初诊。

主诉：失眠 1 年余。

刻下症：入睡困难，多梦，眠浅，每晚要醒 5 次左右，平均睡 3~4 个小时。微盗汗出，心烦烘热，夜脚心热，小便频数，咳甚则尿，胸闷如石压，疲倦，无怕冷。胃嘈杂反酸，无胀痛，口苦口臭，不欲饮水。二便正常。舌红苔厚微黄满布，脉弦。

诊断：不寐（湿阻中焦、痰热扰神证）。

治法：通阳除湿，涤痰安神。

处方：法半夏 10g，厚朴 10g，茯苓 15g，黄连 10g，吴茱萸 5g，白通草 10g，制远志 10g，石菖蒲 10g，炒酸枣仁 30g，白薇 10g，生姜 3 片，海螵蛸 30g。

煎服方法：6 剂，水煎服，饭后半小时温服。

二诊（2019 年 11 月 29 日）：睡眠稍有好转，做梦减少，每晚醒 3 次左右，平均睡差不多 5 个小时，气喘，干咳，反酸，烧心，嘈杂，心烦，尿时刺痛。苔稍厚满布，微边红，脉弦。湿去热开，出现肺胃热证。前方加蒲公英 20g，木香 10g，以清透肺胃之热。

三诊（2019 年 12 月 6 日）：睡眠继续好转，醒 1 次左右，平均睡 6 个小时，心烦频率降低，喘气，干咳，反酸，烧心，嘈杂均减轻。肺胃热退，原方去白通草、木香、蒲公英，酸枣仁加至 40g，海螵蛸改 15g，继进。

按：患者年逾六旬，阴气自半，不能敛阳，故有心烦烘热、脚心热、盗汗等症状；胃脘嘈杂、反酸等是肝火犯胃之表现；肝气不舒、痰热内生、热郁胸膈，则见胸闷，热扰心神，则加重失眠；舌红苔厚微黄、脉弦属肝郁化热、中焦湿阻见证。治疗用《温病条辨》半苓汤加减。方中半夏、茯苓培阳土，厚朴苦温泄湿除满，黄连苦以燥湿，通草通利水道，治疗湿阻中焦之候，用之正宜；又有心烦烘热、脚心热、盗汗等症状，是阴虚热盛的表现，佐以白薇、酸枣仁清虚热而养阴安神；脉弦，胃部又有嘈杂反酸，考虑肝火犯胃，阳明胃腑失其用，用左金丸清肝，法半夏、厚朴、生姜通阳明，佐海螵蛸制酸止痛，丝丝入扣，切合病机。

（七）脾肾阳虚不寐伴头痛案

段某，女，65岁。2019年10月8日初诊。

主诉：失眠伴头痛6年。

刻下症：枕部痛，平日23点睡觉，需1个小时左右才能入睡，1～3点醒，4点才能再次入睡。兼有反复发作神经性皮炎，1周发作3～4次，入夜奇痒难耐，近1年偶尔晚上干咳，无口干，畏寒，疲乏，纳可，二便可，脉缓尺沉。外院MRI检查：额叶点状缺血灶。心电图：心律不齐。

诊断：头痛，不寐（脾肾阳虚证）。

治法：扶正温阳，补中安神。

处方：人参10g，炙黄芪10g，鹿角胶10g（烊化），桂枝15g，胡芦巴15g，川芎15g，菟丝子10g，韭菜籽10g，五味子10g，干姜10g，炒酸枣仁30g，远志10g，炙甘草5g。

煎服方法：6剂，水煎服，饭后半小时温服。

二诊（2019年10月22日）：服药后畏寒好转，头痛缓解（1周2次发作），疲乏缓解，睡眠改善明显，入睡时间缩短到半个小时左右，夜里3点仍会醒1次，醒后基本可以快速入睡。服药期间神经性皮炎发作2次左右，仍稍有疲乏，大便溏而不爽，日行3～4次。舌胖大，舌质暗红苔薄欠润，脉缓尺沉。前方显效，稍作变动。黄芪改20g增强补气升阳之功，酸枣仁改35g以增强安神之力，另加白芷 10g，菖蒲 10g，芳香除湿，安神助眠。续服 6 剂。

三诊（2019 年 10 月 30 日）：诸症好转，基本可以快速入睡，本周睡眠醒 3 次左右，神经性皮炎发作 1 次。前方既效，守方不变，再进 12 剂而愈。

按：临床上肾虚导致的失眠并不鲜见。肾为先天之本，是维持自身阴阳动态平衡，保证正常睡眠的根本。本案患者恶寒、疲倦、脉沉缓，神经性皮炎反复发作，一派阳虚寒湿之象。以固元汤与安肾汤合方，加胡芦巴温补肾阳，菟丝子平补肾气，以川芎代白芍之酸敛，通血气，使补而不滞，重用酸枣仁、远志以安神，达到标本兼治的效果。在药物治疗之外，还需加强心理方面的调摄，放松心情，培养良好的作息及饮食规律，乐观面对生活及工作中遇到的困难，恬淡从容，豁达潇洒。如此方能安然入梦、高枕无忧。

（八）痰热扰心不寐案

徐某，男，65 岁。2019 年 6 月 27 日初诊。

主诉：寐差多梦。

刻下症：入睡困难，需要两三个小时才能入睡，睡眠较浅。劳累后腰痛，走路久后出现腰胀痛，怕热，易出汗，咳嗽（支气管炎），纳可，二便调，舌胖大，苔厚腻微黄，脉弦。

诊断：不寐（痰热扰心证）。

治法：化痰除湿，宁心安神。

处方：法半夏 15g，茯苓 30g，陈皮 15g，枳实 20g，竹茹 15g，黄连 10g，炙远志 10g，石菖蒲 15g，酸枣仁 30g，泽泻 20g，炒没药 10g，续断 15g，杜仲 15g，决明子 20g，甘草 3g。

煎服方法：6 剂，水煎服，饭后半小时温服。

二诊（2019 年 7 月 12 日）：咳嗽、腰痛均有缓解，失眠改善不明显，仍有多梦，自述两个小时左右能进入睡眠，睡眠质量仍不高。舌胖大，苔厚腻，脉缓。痰热渐减，守方继进。原方去没药，恐引湿热深入血分；湿热渐去，酸枣仁改 50g，以增强安神之力。

三诊（2019 年 7 月 19 日）：诸症缓解，睡眠也有好转，做梦减少，且入睡时间缩短，30～60 分钟可入睡。舌胖大，苔偏厚腻，脉缓。病已近愈，加茯神以增强安神之力，服 12 剂后睡眠基本恢复正常。

按：患者寐差多梦，又见舌胖大苔厚腻微黄，为湿热生痰、痰热扰神之证。劳累腰痛、久行腰胀为有肾精亏虚、腰府不固之嫌，以黄连温胆汤为基础方，加补肾通络除湿之品。黄连温胆汤清热化痰除湿，加泽泻增强化湿泄浊之力；腰为肾之府，用续断、杜仲补肝肾、强腰膝；湿热入络，少佐没药以通经活络；决明子清肝胆之火，有引火下行之意，其通便之能可使湿热从下焦而去；再用石菖蒲、酸枣仁增强安神之功。

九、慢性胃炎

（一）肝胃不和胃痛案

张某，女，38 岁。2021 年 5 月 20 日初诊。

主诉：胃痛 3 个月余。

刻下症：胃痛，甚则牵拉至左胁、左背、胸痛，胃脘有烧灼感，手关节胀痛，情绪急躁，纳可，大便微溏，偶有失眠。舌质偏嫩红，苔薄黄，左脉沉缓，右脉缓。

辅助检查：胃镜检查（2021 年 2 月 25 日）示慢性非萎缩性胃炎伴糜烂。

西医诊断：慢性非萎缩性胃炎伴糜烂。

中医诊断：胃脘痛（肝胃不和证）。

治法：调和肝胃。

处方：柴胡 12g，法半夏 15g，生姜 10g，生黄芩 15g，生黄连 10g，制吴茱萸 3g，煅瓦楞子 30g，生白芍 20g，大枣 10g，炙甘草 5g，南沙参 12g。

煎服方法：6 剂，水煎服，饭后半小时温服。

二诊（2021 年 5 月 27 日）：服药后诸症减轻，仍偶有背痛、两胁痛，自觉倦怠、气短，眼眵多，颜面部红疹，便溏，纳眠可。舌胖大苔薄黄而少，左脉缓偏沉，右脉缓。

处方：柴胡 12g，法半夏 15g，黄芩 15g，黄连 10g，吴茱萸 3g，瓦楞子 30g，生白芍 20g，大枣 10g，炙甘草 5g，南沙参 12g，干姜 12g，川楝子 5g，党参 15g。

煎服方法：6 剂，水煎服，饭后半小时温服。

按：脾胃与肝胆之间关系密切，如《四圣心源》言"肝随脾升，胆随胃降"，肝胆与脾胃协调人身之气机，故治疗上亦常将肝胆与脾胃合同治疗，形成木土同治的治疗思路。情绪急躁、胁痛、关节不利等为肝不和之外象，胃痛、胃脘烧灼感、苔黄等为胃腑有热之象，疲倦、便溏等为脾虚之象，虚实夹杂，气机逆乱。张老治以仲景之小柴胡汤加减调和肝胃。柴胡苦平，入肝胆经，疏达经气；黄芩清泄邪热；法半夏和胃降逆；易甘温的人参为甘寒益气养阴的南沙参，与生姜、大枣、炙甘草合用既能健脾，又可甘润胃腑；吴茱萸、黄连清心佐金制木，以清降肝火；白芍酸甘化阴，敛肝和营，柔肝止痛；煅瓦楞制酸止痛。服6剂后患者诸症减轻，但仍疲倦、气短及眼眵多，颜面部红疹，故加党参健脾益气，川楝子疏肝泄热、行气止痛，易生姜为干姜温中焦脾阳。同时嘱患者细嚼慢咽，减轻胃肠道负担，保持心情舒畅，养治同行，方能达到理想效果。

（二）胃阴不足胃痛案

李某，男，66岁。2021年4月30日初诊。

主诉：胃痛2个月余。

刻下症：患者2个多月前食辛辣后出现胃脘隐痛，口干，不伴胃胀、呕吐、打嗝、反酸等，纳欠佳，眠差，大便干，舌质红，苔薄黄而少，左脉沉，右脉弦细。

辅助检查：成都市第三人民医院食管镜和胃镜（2021年4月8日）示糜烂性十二指肠球炎，慢性非萎缩性胃炎（轻度）；幽门螺杆菌阴性。

既往史：甲状腺功能减退，阵发性心房纤颤。

西医诊断：慢性非萎缩性胃炎；糜烂性十二指肠球炎。

中医诊断：胃痛（胃阴不足证）。

治法：滋阴养胃。

处方：北沙参15g，生地黄15g，玉竹15g，麦冬15g，白芍25g，酒女贞子15g，肉苁蓉15g，甘草10g，生麦芽15g，麸炒枳实15g。

煎服方法：6剂，水煎服，饭后半小时温服。

二诊（2021年5月7日）：服药后胃痛发作频率减少，胃脘阵发性隐痛，口干缓解，肠鸣活跃，纳可，眠差，大便2日1行，舌质红，苔薄白而少，双脉沉而结代。证属阴阳气血俱虚，拟小建中汤化裁。

处方：桂枝 10g，炒白芍 50g，生姜 10g，大枣 10g，生地黄 30g，炒酸枣仁 30g，炙甘草 10g，黄芪 30g，麦芽糖（自备）适量。

煎服方法：6 剂，水煎服，饭后半小时温服。

三诊（2021 年 5 月 15 日）：服药后胃痛明显好转，睡眠好转，纳可，二便调，舌质暗红，苔薄少，左脉细缓结代，右脉缓结代。

处方：桂枝 10g，炒白芍 50g，生姜 10g，大枣 10g，生地黄 30g，炒酸枣仁 30g，炙甘草 10g，黄芪 30g，丹参 10g，西洋参 10g，麦芽糖（自备）适量。

煎服方法：6 剂，水煎服，饭后半小时温服。

按：张老治疗脾胃病多推崇叶天士、吴鞠通之说，主张脾胃分治。正如《临证指南医案·脾胃》所言："太阴湿土，得阳始运；阳明阳土，得阴自安，以脾喜刚燥，胃喜柔润也。"《医医病书·治内伤须辨明阴阳三焦论》言："补中焦以脾胃之体用各适其性，使阴阳两不相奸为要。"胃为阳土，喜润而恶燥，脾为阴土，喜燥而恶湿，故常在甘寒濡养胃阴的同时，佐入温阳健脾之品。本案以胃阴不足为主，同时夹脾肾阳虚，故以益胃汤为主方加减。以北沙参、麦冬、玉竹、生地黄甘寒濡润以养阴益胃；重用白芍缓急止痛；女贞子、肉苁蓉补肝肾，女贞子偏重补阴，肉苁蓉偏重补阳，协同增效；生麦芽健脾和胃行气，枳实行气消导，防滋腻碍脾之弊。二诊时患者急症已解，以缓治其本，患者久病多病，且双脉沉而结代，考虑为阴阳气血俱虚证。故予黄芪建中汤加减调养，温中补气，和里缓急；生地黄养阴生津，增水行舟；酸枣仁味酸，养心补肝，宁心安神。三诊时胃痛已基本缓解，但患者有心房纤颤病史，遵《难经·十四难》所言"损其心者，调其营卫"，故在前方加入丹参、西洋参，益气养阴活血。诸药合用，气血双补，阴阳协调，营卫相谐，故病愈。

（三）寒热错杂反酸案

杨某，女，27 岁。2020 年 8 月 27 日初诊。

主诉：反酸伴梗噎感 2 个月。

刻下症：胸骨后梗噎感，上延至咽喉部，食硬物或食多欲吐，饭后 1 小时缓解，伴胃脘烧灼感，反酸，偶胃胀，腹部隐痛，口干咽干，疲乏，纳佳，大便干结，2～3 日一行，舌尖红，苔白微黄，舌苔稍厚。

辅助检查：雅安市名山区人民医院内窥镜检查（2020年6月11日）示慢性非萎缩性胃炎伴胆汁反流。

西医诊断：慢性非萎缩性胃炎伴胆汁反流。

中医诊断：反酸（寒热错杂证）。

治法：寒热平调，消痞散结。

处方：党参15g，法半夏15g，生姜12g，麸炒枳实30g，酒黄芩15g，酒黄连10g，炒莱菔子15g，焦槟榔10g，生甘草3g，制吴茱萸5g。

煎服方法：6剂，水煎服，饭后半小时温服。

二诊（2020年9月11日）：服药后咽喉梗噎感减轻，胸骨后梗噎感稍好转，但仍可感，食后胃胀，易饥，偶有胃脘烧灼感，反酸消失，纳可，大便偏干，舌淡红，苔薄白较满布，脉缓。

处方：党参15g，法半夏15g，生姜12g，麸炒枳实30g，酒黄芩15g，酒黄连10g，炒莱菔子15g，焦槟榔10g，生甘草3g，制吴茱萸5g，丁香10g，蜜旋覆花12g（包煎）。

煎服方法：14剂，水煎服，饭后半小时温服。

三诊（2020年10月23日）：服药后咽喉、胸骨后梗噎感均减轻，口干欲饮，近两日偶有反胃欲呕，纳眠可，大便可，舌淡红苔薄白，脉缓。

处方：党参15g，法半夏15g，生姜12g，麸炒枳实30g，酒黄芩15g，酒黄连10g，炒莱菔子15g，焦槟榔10g，生甘草3g，制吴茱萸5g，丁香10g，蜜旋覆花12g（包煎），紫苏叶15g，藿香梗15g。

煎服方法：6剂，水煎服，饭后半小时温服。

按：本案张老用仲景半夏泻心汤。易甘温的人参为甘平之党参健脾益气，生津止渴；去甘温助火之干姜，换为生姜止呕；党参与生姜、大枣合用既能健脾，又可甘润胃腑；法半夏、黄芩、黄连辛开苦降，功能升降脾胃之气，兼以除湿泄热；吴茱萸、黄连清心佐金制木，以清降肝火；枳实、莱菔子、槟榔行气消导；甘草调和诸药。首诊服6剂后已无反酸，咽喉梗噎感已减轻，胸骨后梗噎感好转不甚明显，故加丁香温中降逆，旋覆花降气消痰。三诊时诸症减轻。加紫苏叶，其味辛，性温，行气宽中，温中和胃；藿香梗气味芳香，醒脾和胃，化湿止呕。二药合用，相得益彰，理气宽中止呕的力量增强。张老强调，患者同时出现胸骨后梗噎感伴反酸等症状，除考虑食管炎外，还应注意食道有无灼伤或赘生物，不可掉以轻心，导致患者病情延误。

（四）脾胃气虚、痰阻气滞胃痞案

李某，女，46 岁。2021 年 12 月 2 日初诊。

主诉：胃痞 2 周。

刻下症：患者服用根除幽门螺杆菌的四联药物后出现胃脘痞满不适，夜间、饮茶、咖啡后加重，按之不痛，伴打嗝，口苦，晨起痰多，喜食热食，肛门坠胀感，大便偏干，每天 1 ～ 2 行，食辛辣易腹泻，眠差，多梦易醒，舌质胖大，边有齿痕，苔薄黄，左脉细滑微数，右脉细滑。胃镜检查提示慢性萎缩性胃炎伴糜烂。

西医诊断：慢性萎缩性胃炎伴糜烂。

中医诊断：胃痞（脾胃气虚，痰阻气滞证）。

治法：健脾理气。

处方：党参 15g，炒白术 15g，法半夏 15g，生姜 10g，枳实 15g，木香 10g，丁香 10g，藿香 15g，砂仁 10g（后下），麦芽 15g，炙甘草 3g，陈皮 15g，茯苓 20g。

煎服方法：6 剂，水煎服，饭后半小时温服。

二诊（2021 年 12 月 9 日）：服药后诸症缓解，痞满、打嗝好转，口苦、泛酸轻微，喉间痰多，纳可，寐好转，早醒，再次入睡困难，舌胖大，边齿痕，苔薄白，脉沉细数。

处方：党参 15g，炒白术 15g，法半夏 15g，生姜 10g，枳实 15g，木香 10g，丁香 10g，藿香 15g，炙甘草 3g，陈皮 15g，茯苓 30g，桔梗 15g，酸枣仁 50g，石菖蒲 15g。

煎服方法：6 剂，水煎服，饭后半小时温服。

三诊（2021 年 12 月 16 日）：服药后症状明显缓解，痞满、胃胀明显好转，口苦轻微，轻微口干，泛酸、打嗝消失，喉间有痰，矢气稍多、偏臭，月经周期开始紊乱，月经量少，纳可，寐好转，早醒，2 ～ 3 天 1 次，醒后再次入睡困难，平素情绪敏感，大便可。舌质淡，苔薄白，边齿痕，脉沉细。

处方：党参 15g，炒白术 15g，法半夏 15g，生姜 10g，枳实 15g，木香 10g，丁香 10g，藿香 15g，炙甘草 3g，陈皮 15g，茯苓 30g，酸枣仁 50g，石菖蒲 15g，制远志 10g。

煎服方法：6 剂，水煎服，饭后半小时温服。

随访患者服上药后症状基本消失，仅饮食不慎时复发。

按：本案患者脾胃虚弱，气血亏虚。气行无力，滞则胃脘痞满；气机不畅，胃气上逆则打嗝；脾虚运化失司，水液停聚久成痰饮，出现痰多；血虚津亏则不能滋养肠道，导致大便偏干；舌淡胖大有齿痕，脉沉细滑，均为脾胃虚弱之征。故治以健脾祛湿、理气化痰，以香砂六君子汤合七味白术散化裁加减治之。以党参易人参，重健脾为主；炒白术健脾燥湿，加强益气助运；茯苓健脾渗湿；法半夏、陈皮、砂仁、木香、藿香、理气化痰除湿；丁香、生姜温中降逆；枳实行气消积。二诊、三诊患者诸症好转，但痰多，且寐仍欠佳，故加重茯苓用量，并加用桔梗、石菖蒲、远志、酸枣仁，张老常用茯苓、石菖蒲、远志利湿化痰开窍；酸枣仁味酸补肝体，以安神魂助眠。张老常强调，治疗时要从患者的角度出发，特别是脾胃病患者，不要给予二次伤害，另外机体本身有自我恢复功能，治疗不可过度。

（五）肝郁气滞胃痞案

韩某，女，62 岁。2021 年 6 月 18 日初诊。

主诉：反复胃痞 6 年余，复发加重 10 余天。

刻下症：自诉 10 余天前因服用治疗他病药物导致胃痞复发加重，胃胀，下午为甚，甚嘈杂，与情绪变化有关，易焦虑，运动后、少食可缓解，无胃痛，疲倦，畏寒，心悸，手心汗出，纳可，睡眠一般，大便调。舌胖大质偏淡，苔薄白，右脉弦细微数，左脉柔缓数。自诉胃镜提示慢性胃窦炎伴糜烂，肠镜正常。

西医诊断：慢性胃窦炎伴糜烂。

中医诊断：胃痞（肝郁气滞证）。

治法：疏肝解郁，理气消痞。

处方：制香附 12g，苍术 12g，炒栀子 10g，川芎 10g，郁金 12g，香橼 15g，厚朴 12g，合欢花 15g，甘草 3g。

煎服方法：6 剂，水煎服，饭后半小时温服。

二诊（2021 年 6 月 25 日）：自诉服药后胃痞、胃胀好转，下午嘈杂为甚，与情绪变化有关，疲倦、心悸稍缓解，畏寒、手心出汗已消失，纳可，服药后大便溏，每日1次，睡眠一般。右脉弦微数，左脉微弦数，舌体胖大边有齿痕，苔薄黄，中根部稍厚，经仔细询问后确认为染苔。

处方：制香附12g，苍术15g，炒栀子10g，川芎10g，郁金12g，香橼15g，厚朴12g，合欢花15g，甘草3g，煅瓦楞子30g。

煎服方法：6剂，水煎服，饭后半小时温服。

三诊（2021年7月9日）：诉服药后胃痞、胃胀明显好转，现轻微胃胀，多食明显，叹气后稍缓解，口淡，无嗳气打嗝、无烧心，焦虑状，疲乏，偶晨起五六点胃不适时心脏不适，持续20分钟，眠可，大便调。左脉细微数，右脉弦偏细微数，舌淡胖大，苔薄微黄。

处方：制香附12g，苍术15g，炒栀子5g，川芎10g，郁金12g，香橼15g，厚朴12g，合欢花15g，甘草3g，砂仁10g（后下），佩兰10g。

四诊（2021年7月16日）：诉胃痞、胃胀基本消失，午后轻微胃胀，胃脘嘈杂，无嗳气、打嗝、无烧心，口淡，晨起肠鸣活跃，心慌稍缓解，焦虑状，疲乏好转，眠可，大便调。左脉微弦微数偏细，右脉微弦微数，舌淡红胖大，花剥苔。

处方：制香附12g，苍术15g，炒栀子5g，川芎10g，郁金12g，香橼15g，厚朴12g，合欢花15g，甘草3g，砂仁10g（后下），佩兰10g，石菖蒲12g，茯苓15g，麦芽15g，薏苡仁15g。

按：历代医家已认识到情志与疾病的发生发展密切相关。《景岳全书·郁证》言："凡五气之郁则诸病皆有，此因病而郁也；至若情志之郁，则总由乎心，此因郁致病也。"又言："脾胃之伤于劳倦情志者，较之饮食寒暑为更多也。"说明情志因素是脾胃病的重要病因或诱因之一，与西医"心因性消化病"或"心身消化病"异曲同工。本案患者焦虑，症状的加重与情绪明显相关，故治以疏肝解郁、理气消痞，方选越鞠丸去神曲，贵在治病求本，重于调理气机。肝郁气滞，气行则血行，气滞则血行不畅，或郁久化火，故气、血、火三郁责在肝；脾胃气滞，升降失常，运化失司，聚湿生痰，或食滞化，故湿、痰、食三郁责在脾胃（胃）。越鞠丸虽言六郁，但皆由气郁所致，治当行气解郁为主，使气行则血畅火清，气畅则湿化食消痰除。方中香附疏肝解郁，以治气郁；川芎辛香，为血中气药，既可活血祛瘀以治血郁，又可助香附行气解郁之功；栀子清热泻火，以治火郁；苍术燥湿运脾，以治湿郁；患者无明显食积表现，故去神曲；加用郁金、香橼、厚朴、合欢花疏肝解郁，理气消痞。二诊症状好转，仅中根部苔稍厚，故加大苍术剂量以增强燥湿之功。三诊患者出现口淡症状，张老认为口淡表明有湿，一定要芳香化浊，故加砂仁、佩兰。四诊患者仍口淡，并出现舌苔花剥，久病脾虚夹湿，故加石菖蒲、茯苓、麦芽、薏苡仁健脾渗湿。张老临床上遇到此类情绪焦虑患者，常耐心开导，嘱保持平和心态，同时嘱适当锻炼，清淡饮食，细嚼慢咽，多收获良效。

（六）胃虚痰阻呃逆案

兰某，女，34 岁。2021 年 11 月 18 日初诊。

主诉：呃逆 4 年余。

刻下症：反复呃逆、腹胀 4 年余，大腹部腹胀为主，刷牙时干呕，进食冷饮多时胃痛，不伴反酸，便秘，平素无便意，大便 3 日一行，成形，不伴黏液、腹痛，饮水量稍偏少，蔬菜量可，稍畏寒，无疲乏，纳可。胃肠镜检查未见异常。舌嫩红，苔薄少，脉细沉弱。

西医诊断：功能性胃肠病。

中医诊断：呃逆（胃虚痰阻气逆证）。

治法：降逆化痰，益气和胃。

处方：党参 15g，法半夏 15g，生姜 10g，大枣 10g，旋覆花 15g（包煎），石斛 12g，生地黄 15g，代赭石 15g，枳实 20g，槟榔 12g，炙甘草 3g。

煎服方法：6 剂，水煎服，饭后半小时温服。

二诊（2021 年 11 月 25 日）：服药后症状稍好转，现仍有呃逆，腹胀，从大腹部为主，症状较前减轻，伴口苦、口臭、眼眵，不伴反酸，纳可，大便 3 日一行，舌偏暗红，苔薄少，左脉微弦，右脉缓。

处方：南沙参 15g，法半夏 15g，生姜 5g，大枣 5g，旋覆花 15g（包煎），石斛 12g，生地黄 20g，代赭石 15g，枳实 20g，槟榔 12g，炙甘草 3g，厚朴 15g。

煎服方法：6 剂，水煎服，饭后半小时温服。

按：功能性胃肠病是一组由生理、精神心理和社会因素相互作用而产生的消化系统疾病，可出现烧灼样胸骨后不适或疼痛、自觉功能性吞咽困难、餐后饱胀不适、早饱、上腹痛、上腹灼烧感、频繁嗳气或呃逆、便秘或腹泻等。张老治疗脾胃病，多依循叶天士之法，胃为阳土，认为"胃宜降则和""胃喜柔润也"，胃、肠属腑，以通降为顺，故治疗胃肠病多以降气、行气消导、养阴为主。本案患者长期呃逆、腹胀，脉细沉弱，胃气本虚，胃肠失于和降，气机反而上逆，故反复呃逆伴腹胀。胃虚当补，痰浊当化，气逆当降，故拟化痰降逆、益气补虚之法。旋覆花性温而能下气消痰，降逆止嗳；代赭石质重而沉降，善镇冲逆，但味苦气寒，用量不宜过大；生姜寓意有三，一为和胃降逆以增止呕之效，二为宣散水气以助祛痰之功，三可制约代赭石的寒凉之性，使其镇降气逆而不伐胃；半夏辛温，祛痰散结，降逆和胃；党参、炙甘草、大枣健脾益胃，补气虚，扶助已伤之中气；同时加入枳实、槟榔行气消导；石斛、生地黄滋阴，且生地黄具有润肠通便之功，疗效明确。二诊患者仍有腹胀，加厚朴行气宽中；口苦、口臭、眼眵多，表明胃热重，故将姜、枣减量，以南沙参易党参。嘱患者养成定时蹲便的习惯，同时多饮水。

十、心脑血管疾病

（一）痰浊阻络胸痛案

罗某，女，65 岁。2021 年 3 月 19 日初诊。

主诉：反复胸痛 3 年余。

刻下症：反复胸痛 3 年，伴心悸、气短，动则气喘，服"速效救心丸"缓解，伴头颠顶疼痛，拍打可缓解，上肢有麻胀感，四肢多关节疼痛，膝关节冷痛，汗多，上半身为甚，口干口苦，纳谷不香，腹胀，寐差，多梦易醒，夜尿频，情绪急躁，时冷时热。舌尖红，舌质偏胖，苔薄黄，左脉沉缓，右脉缓。

既往史：有高血压、高血脂、糖尿病病史。

西医诊断：缺血性心肌病。

中医诊断：胸痹（痰浊阻络证）。

治法：化痰通阳，行气活血。

处方：麸炒枳壳 20g，瓜蒌皮 15g，薤白 15g，石菖蒲 15g，生川芎 15g，生丹参 15g，法半夏 12g，茯苓 20g，生陈皮 15g，制远志 10g，炒酸枣仁 50g，生黄连 10g，生甘草 3g，制天南星 10g，豨莶草 20g，炒僵蚕 10g。

煎服方法：6 剂，水煎服，饭后半小时温服。

二诊（2021 年 4 月 1 日）：服前方后胸痛、憋气、口干口苦、手麻症状好转，背痛，手晨僵、肿胀，阵发性心悸，膝关节冷，仍口淡无味，寐稍好转，夜尿频，大便稀溏。舌质红，苔薄微黄满布，右脉浮缓，左脉缓偏沉。

处方：麸炒枳壳 20g，瓜蒌皮 15g，薤白 15g，石菖蒲 15g，生川芎 15g，生丹参 15g，法半夏 12g，茯苓 20g，生陈皮 15g，制远志 10g，炒酸枣仁 50g，生黄连 10g，生甘草 3g，薏苡仁 30g，汉防己 10g。

煎服方法：6 剂，水煎服，饭后半小时温服。

三诊（2021 年 4 月 22 日）：服前方后胸痛明显缓解，仍动则气喘，手僵痛，膝关节冷痛，汗多，寐差，舌质红，苔薄微黄，右脉微弦，左脉沉缓。

处方：麸炒枳壳 20g，薤白 15g，瓜蒌皮 15g，石菖蒲 15g，生川芎 15g，生丹参 15g，法半夏 12g，制远志 10g，炒酸枣仁 50g，生黄连 10g，炒僵蚕 10g，天麻 12g，茯神木 20g，生甘草 3g。

煎服方法：6 剂，水煎服，饭后半小时温服。

按：患者痰湿体质，风痰阻络故见诸症。风痰阻于心胸，故见胸痛、心悸；阻于头窍，故见头痛；阻于四肢经络，故肢痛、麻木；阻于中焦，故纳差、口淡、腹胀、便溏等，以瓜蒌薤白半夏汤加减治之。瓜蒌清热化痰，宽胸散结；半夏辛散消痞，化痰散结；茯苓、陈皮健脾除湿，杜生痰之源；薤白辛温通阳，豁痰下气，理气宽胸；枳壳助理气宣肺；诸药配伍相辅相成，痰化痞消，胸阳得散；远志、石菖蒲、酸枣仁化痰开窍，养心安神；对于石菖蒲，张老推崇王学权在《重庆堂随笔》中对于此药的认识，称其能"舒心气，畅心神，怡心情，益心志，妙药也"，临床多用，疗效确切；制天南星、黄连燥湿化痰；丹参、川芎活血化瘀；豨莶草、僵蚕祛风通络。诸药合用，化痰宽胸，行气活血，通阳散结，养心安神。二诊时症状好转，辨证不变，故治法不易，去燥湿化顽痰之天南星，酌加薏苡仁淡渗利湿，汉防己利水消肿、祛湿止痛缓解晨僵、肿胀。三诊患者胸痛已明显缓解，寐差。续以瓜蒌薤白半夏汤加减化痰通阳；加张老常用药对天麻、僵蚕平肝化痰，参《伤寒瘟疫条辨》言僵蚕可"散逆浊结滞之痰"；茯神木平肝安神。诸法并用，安神助眠。

（二）气虚血瘀胸痹案

周某，男，70岁，2021年2月25日初诊。

主诉：反复心累、气喘4个月。

刻下症：4个月前，患者因胸痛诊断为心肌梗死，行冠脉支架植入术，后出现心累、气喘，可闻及哮鸣音，疲乏，无胸闷，纳可，寐差，入寐困难，多梦，排便费力明显，舌尖瘀暗，舌苔白厚，脉结代。

西医诊断：冠状动脉粥样硬化性心脏病，冠脉支架术后。

中医诊断：胸痹（气虚血瘀证）。

治法：益气活血。

处方：红参12g，炒葶苈子12g，炙黄芪30g，降香10g，酒丹参15g，三七粉10g（冲服），甘松10g，炒酸枣仁30g，炙甘草3g。

煎服方法：6剂，水煎服，饭后半小时温服。

二诊（2021年3月11日）：服前方后症状明显缓解，心累、疲乏好转，自诉气喘发作时可闻及哮鸣音，进食可缓解，纳可，寐稍差，舌质偏红，舌苔薄黄，右脉浮长大而微数，左脉短数（寸、尺部未及）。

处方：红参12g，炒葶苈子15g，炙黄芪30g，降香10g，酒丹参15g，三七粉10g（冲服），甘松10g，炒酸枣仁50g，炙甘草3g，石斛15g，山药15g。

煎服方法：6剂，水煎服，饭后半小时温服。

三诊（2021年4月1日）：服前方后疲乏、气喘明显好转，动则汗出，未再闻及哮鸣音，自觉头重脚轻，昏沉不舒，视物模糊，纳可，寐稍差，舌质红，舌苔黄厚欠润，左脉沉缓，右脉浮弦。

处方：生地黄10g，山茱萸12g，山药12g，牡丹皮15g，盐黄柏10g，菊花15g，枸杞子12g，炒蒺藜15g，生甘草3g。

煎服方法：6剂，水煎服，饭后半小时温服。

按：冠心病根据临床表现，多辨为中医"胸痹"的范畴，可有虚实两端，气血阴阳不足，不荣则痛，或气滞、血瘀、寒凝、痰浊等痹阻心脉，不通则痛。中老年患者，气血虚衰，病性虚实交错缠绕，虚中有实，实中夹虚。本案患者为术后心累、气喘、疲乏，排便时更加明显，为气血亏虚之象，又结合辨病及舌脉可知夹瘀。张老予益气活血法治之。红参、黄芪用量大，甘温重补气；葶苈子泻肺降气，祛痰平喘，利水消肿，现代研究表明同用可达强心利尿之效；降香理气化瘀，丹参、三七活血祛瘀，三药协同增效。张老强调，对于患者，西医抗血小板、抗凝等治疗已到位，中医治疗主要是综合调理、改善症状为主，不能过度治疗，故不用通窍活血汤、膈下逐瘀汤等方剂，且活血化瘀药物用量均要小，否则可能有出血风险。甘松理气止痛，开郁醒脾，现代研究表明甘松具有治疗神经衰弱的功效，有助睡眠；酸枣仁补益心肝，养血安神；甘草调和诸药。张老在治疗上参考中西医药理作用，病证结合，强调整体观，综合治疗，故而可以获得良好效果。二诊时症状已明显缓解，因患者诉闻及哮鸣音，故葶苈子稍加量以增强降气平喘之功；病机仍以体虚为本，治疗以益气为主，加用山药健脾补肺补肾、石斛益胃滋阴。三诊时患者以肝肾阴虚、虚阳上亢为主要表现，肾虚水不涵木，肝血虚少，则视物模糊；阴血虚不能制阳，肝阳上逆，则头昏，右脉浮弦；苔黄厚欠润，脉沉缓为阴血不足之征。故张老治疗以滋水涵木为法，以杞菊地黄丸加减补肾填精，养血平肝；加刺蒺藜散风，明目，下气，行血。

（三）痰瘀互结头昏案

丁某，男，87 岁。2020 年 10 月 16 日初诊。

主诉：头昏半个月。

刻下症：头昏半个月，自觉头皮麻木，无眩晕、视物旋转，痰多，伴胸闷痛，无咳嗽、鼻塞、流涕，性急易怒，寐差，舌尖红，舌苔满布稍厚微黄，左脉中取缓，右脉浮缓。

辅助检查：胸部 CT（2020 年 8 月 17 日）示双肺散在小结节（0.3～0.9cm），多系炎性结节。

诊断：头晕（痰瘀互结证）。

治法：清热化痰，活血化瘀。

处方：法半夏 15g，茯苓 25g，生陈皮 15g，麸炒枳壳 30g，桔梗 15g，竹茹 15g，生黄连 10g，金荞麦 30g，制远志 10g，炒酸枣仁 50g，酒赤芍 15g，醋莪术 10g，醋没药 10g，生甘草 3g。

煎服方法：6 剂，水煎服，饭后半小时温服。

二诊（2020年10月29日）：服前方后头晕明显减轻，出现颠顶胀麻不舒，咯痰较前减少、质较清，胸痛缓解，睡眠欠佳，舌质红，苔薄黄而少，右脉浮缓，左脉缓。辅助检查：颈椎CT（2020年8月28日）示颈4-5、颈5-6椎间盘向后正中突出，硬膜囊受压，椎管未见明显狭窄。

处方：葛根30g，酒川芎20g，盐知母10g，茯神木15g，炒酸枣仁50g，制远志10g，石菖蒲15g，麸炒枳壳30g，桔梗15g，金荞麦30g，醋没药10g，生甘草3g，浙贝母10g，莪术10g。

煎服方法：6剂，水煎服，饭后半小时温服。

后患者因他病就诊，诉自行服用上方30剂，头晕、头胀未再发作。

按：患者体型偏胖，痰湿体质，加之平素喜食肥甘厚味，调养不慎，久而成病。患者性急易怒，痰多，舌红苔黄，辨证痰热内盛，张老以黄连温胆汤加减以清热燥湿、化痰和中。半夏燥湿化痰，降逆和胃；竹茹清热化痰，止呕除烦；陈皮理气燥湿化痰；茯苓健脾渗湿消痰；黄连清热燥湿，泻火解毒；桔梗与枳壳是张老治疗咳嗽常用药对，桔梗宣肺，枳壳降肺气，两者合用，宣降相应，恢复肺的功能，《吴鞠通医学全书》指出"甘、桔从上开，枳、杏、前、苓从下降"，《伤寒瘟疫条辨》言："此二味，苦下气而散痞满，寒消热而除咳饮也。"本案患者伴胸闷，张老认为有肺气郁闭之象，但因年老不适宜用麻黄，故重用枳壳代替，用至30g。对于有痰且伴肺部结节者，张老中西医结合诊治，辨证为痰瘀互结，加用赤芍、莪术、没药等活血化瘀消癥，患者气顺血畅，则胸痛等自然缓解。二诊时患者颠顶不适，乃清阳不升所致，故予葛根、川芎升阳解肌、活血通络，远志、石菖蒲为张老常用药对，化痰养心安神。多法合用，患者头晕明显缓解。

（四）气血亏虚头晕案

唐某，男，70岁。2021年3月11日初诊。

主诉：反复头晕。

刻下症：反复头晕，胸闷伴隐痛，2020年11月左肺结节术后，胸部不适症状时作。纳少，食欲差，疲倦，眠可，精神可。舌质暗，苔薄白，双脉迟缓。

既往史：糖尿病，口服降糖药控制可。

辅助检查：冠脉造影检查（-）。

诊断：头晕（气血亏虚证）。

治法：补脾益气和胃。

处方：党参15g，炙黄芪15g，炒白术15g，当归10g，法半夏10g，陈皮12 g，砂仁10g（后下），木香10g，建曲10g，柴胡5g，升麻5g，大枣3g，炙甘草3g。

煎服方法：6剂，水煎服，饭后半小时温服。

二诊（2021年3月18日）：服药后胸闷伴隐痛减轻，但气紧，仍头晕，疲倦，注意力难集中，大便可，眠差，舌质暗红，苔薄白，右脉迟缓，约50次/分，左脉缓。

处方：人参10g，炒白术15g，茯苓15g，法半夏12g，砂仁10g（后下），陈皮12g，建曲10g，鸡内金12g，炒山楂15g，炒麦芽、炒谷芽各15g，薏苡仁15g，甘草3g。

煎服方法：6剂，水煎服，饭后半小时温服。

三诊（2021年4月1日）：服前方仍有气紧，头晕，平素注意力不集中，说话多易疲乏，食欲不振，晨起唾液呈咖啡色，刷牙出血，眠可，舌质偏暗，苔薄白，双脉缓。

处方：人参10g，炙黄芪15g，炒白术15g，茯苓15g，制远志10g，石菖蒲12g，酸枣仁30g，鸡内金12g，砂仁10g（后下），薏苡仁15g，炙甘草3g，陈皮15g。

煎服方法：6剂，水煎服，饭后半小时温服。

另：振源胶囊1盒，按说明服用。

按：脾胃为后天之本，气血生成之源，脾胃不足，则脑髓无以充养。患者反复头晕，是典型的气血不足之象；脾胃运化无力故纳少；脾主四肢，脾气虚则疲倦。患者自觉胸闷伴隐痛，考虑两方面因素，一为肺结节术后不适反应，二是脾阳不振、胸阳不足。故治疗应健脾益气和胃。张老选用补中益气汤原方，补益脾气、升举阳气；加半夏、砂仁、木香组成香砂六君子汤，调和脾胃，同时脾虚则痰饮生，兼理气化痰。二诊时患者胸闷伴隐痛缓解，余头晕、疲倦等脾虚表现，治疗原则不变，人参、白术、茯苓、陈皮健脾益气，加山楂、建曲、鸡内金、炒麦芽、炒谷芽消食和胃，薏苡仁防止补益太过生湿邪。

三诊时患者头晕、疲倦无明显改善，加远志、菖蒲豁痰开中焦痰阻，酸枣仁养心安神，振源胶囊增大益气之力。

（五）肝肾亏虚、虚阳上亢头晕案

丁某，男，87岁。2021年4月2日初诊。

主诉：反复头晕10年余。

刻下症：头晕10年余，步态不稳，诊断为"小脑腔隙性脑梗死"。面色潮红，头晕，步态不稳，双下肢乏力伴水肿，疲乏，畏寒，喜叹息，纳可，寐差，小便不利，平素易腹泻。舌质偏嫩红，苔薄黄，右脉弦微数，左脉弦微数。

西医诊断：小脑腔隙性脑梗死。

中医诊断：头晕（肝肾亏虚，虚阳上亢证）。

治法：温补肾阳，化气行水。

处方：熟地黄10g，山茱萸10g，鹿角片10g（先煎），桂枝10g，茯苓15g，盐泽泻15g，枸杞子10g，炒决明子10g，桑寄生10g，盐车前子10g，生丹参10g，生甘草3g。

煎服方法：6剂，水煎服，饭后半小时温服。

二诊（2021年4月9日）：服前方后，头晕减轻，面色潮红，仍步态不稳，活动后疲乏，畏寒，脚踝处水肿，平素体虚易感，舌质暗红，苔中根部稍厚偏黄，右脉浮弦长大，左脉浮弦微数。

处方：熟地黄10g，山茱萸10g，鹿角片10g（先煎），茯苓15g，盐泽泻15g，枸杞子10g，桑寄生10g，盐车前子10g，生丹参10g，生甘草3g，人参10g，醋鳖甲12g（先煎），生龙骨10g（先煎），生牡蛎10g（先煎），牡丹皮10g。

煎服方法：6剂，水煎服，饭后半小时温服。

按：张老临证强调四诊合参，本案患者面色潮红、头晕、苔黄，极易误辨为实热证，四诊合参，可发现患者畏寒、体虚易感、易腹泻、水肿为寒证为主，实则为肾阳虚衰、虚阳上浮的"假热"之象。故张老选用济生肾气丸加减，温补肾阳以治根本，同时酌加少许清肝之药缓解患者之头晕。张景岳言："善补阳者，必于阴中求阳，则阳得阴助，而生化无穷；善补阴者，必于阳中求阴，则阴得阳升而泉源不竭。"故以熟地黄甘温，滋阴补血；鹿角片性温，补肾阳、益精血，桂枝通阳化气，乃"阴中求阳"之意；山茱萸、枸杞子补肝益肾，化生精血；泽泻、茯苓利水渗湿，并可防地黄之滋腻；车前子清热利湿消水肿；气足则血行通畅，气虚则血行瘀滞，丹参活血；决明子清肝，补中寓泻。诸药共奏温肾平肝，利水消肿之功。二诊时患者头晕已缓解，但仍面色潮红，且苔中根部稍厚偏黄，脉浮弦，故加鳖甲、龙骨、生牡蛎介属潜阳，去决明子，易丹参为牡丹皮，清热凉血活血。多法合用，共奏育阴潜阳之功。患者病程日久，往往不能一击而愈，需要长时间的治疗。

（六）痰湿中阻眩晕案

黄某，男，48岁，体型偏胖。2021年12月30日初诊。

主诉：头部眩晕2个月。

刻下症：血压不稳定，正常值高位，舒张压90～100mmHg，收缩压130～140mmHg，体型偏胖，体重75kg，身高174cm，自觉血压升高时左侧头部眩晕，胸前区不适，胸闷，大便不成形，每日2次，舌淡红，苔薄白满布，多津，双脉弦滑，尺脉沉。既往：无高血脂病史，2021年7月行胆囊切除手术。

西医诊断：高血压病。

中医诊断：眩晕（痰湿中阻证）。

治法：化痰息风，宽胸理气。

处方：天麻15g，僵蚕10g，法半夏12g，茯苓25g，盐泽泻20g，槐角20g，决明子30g，杜仲20g，川芎15g，益母草30g，瓜蒌皮15g，薤白15g，丹参15g，檀香10g，砂仁10g（后下）。

煎服方法：6剂，水煎服，饭后半小时温服。

二诊（2022年1月6日）：服药后症状明显好转，左侧头部眩晕，头皮发冷明显好转，血压明显下降，胸前区不适，胸闷好转。患者诉服药后大便偏稀，每日2次，寐前半夜欠佳，舌质正常，苔薄白。脉微弦略滑。

处方：天麻15g，僵蚕10g，法半夏12g，茯苓30g，泽泻20g，槐角30g，决明子30g，杜仲20g，川芎15g，益母草30g，瓜蒌皮15g，薤白15g，生丹参15g，檀香10g，砂仁10g（后下），生姜12g。

煎服方法：6 剂，水煎服，饭后半小时温服。

三诊（2022 年 1 月 13 日）：服药后血压下降，120 ～ 140/80 ～ 90mmHg，现未服西药降压药。左侧头部眩晕减轻，偶胸闷、胸前部不适，平素下肢偏凉，大便偏稀，每日 1 ～ 2 次，舌苔满布稍厚，中根部为主，脉微弦略滑。

处方：天麻 15g，僵蚕 10g，法半夏 15g，茯苓 35g，泽泻 30g，槐角 30g，决明子 30g，杜仲 20g，川芎 15g，益母草 50g，瓜蒌皮 15g，薤白 15g，生丹参 15g，檀香 10g，砂仁 10g（后下），生姜 12g，川牛膝 15g。

煎服方法：6 剂，水煎服，饭后半小时温服。

按：临床上将血压升高引起的头目昏眩不适等症状，称为高血压性眩晕，属于中医"眩晕"的范畴。朱丹溪在《丹溪心法》中提出"无痰则不作眩"。此患者体型偏胖，舌苔满布多津，大便稀，属于痰湿体质，痰湿阻于中焦，清阳不升，则头眩晕，中焦痰阻，则清阳被阴邪所遏，气机不能宣展，出现胸前区不适、胸闷等症状，故以半夏白术天麻汤合瓜蒌薤白半夏汤加减化裁。天麻平肝风，半夏、茯苓、泽泻化痰祛湿，瓜蒌、薤白宽胸理气。张老此处大剂量用泽泻，取张仲景泽泻汤治疗饮停心下、头目眩晕之意。同时治病求本，眩晕与肝密切相关，《素问》云"诸风掉眩，皆属于肝"，患者虽无明显肝阳上亢表现，但脉微弦，故张老用天麻、僵蚕平降肝之逆气，槐角、决明子清肝，杜仲补肝肾之阴，益母草活血利水，川芎活血理气，丹参、檀香、砂仁活血祛瘀，行气开痹。诸药合用，共奏化痰息风、宽胸理气之功。

（七）肝阳上亢头痛案

何某，男，63 岁。2021 年 11 月 4 日初诊。

主诉：头痛 5 个月余。

刻下症：头痛，主要为右侧太阳穴胀痛、颠顶压迫感，眠差时加重，眠差，需每日服用安眠药，易疲倦，自觉心累。平素易腹泻，食辛辣后不适。去年开始恶热，舌尖红，中根部苔稍厚，脉弦。

辅助检查：头颅 CT 和 MRI 均未见异常。

既往史：血压偏低。

西医诊断：功能性头痛。

中医诊断：头痛（肝阳上亢证）。

治法：平肝潜阳，健脾化湿，宁心安神。

处方：天麻 10g，苍术 12g，炒白术 15g，茯苓 20g，制远志 10g，石菖蒲 15g，酸枣仁 50g，葛根 15g，甘草 3g，龙齿 30g（先煎），牡蛎 30g（先煎）。

煎服方法：6 剂，水煎服，饭后半小时温服。

二诊（2021 年 11 月 11 日）：服药后颠顶、太阳穴处疼痛明显好转，心累好转，夜间胃脘痞满，仍每日服用安眠药，服药后睡眠可。舌尖红，苔白厚腻，脉中取微弦。

处方：天麻 12g，苍术 12g，炒白术 15g，茯苓 20g，制远志 10g，石菖蒲 15g，酸枣仁 50g，葛根 15g，甘草 3g，龙齿 30g（先煎），牡蛎 30g（先煎），枳实 20g，砂仁 10g。

煎服方法：6 剂，水煎服，饭后半小时温服。

按：头痛属于中医"头风""脑风"范畴，与肝、脾、肾密切相关。患者太阳穴、颠顶痛，太阳穴、颠顶为少阳胆、厥阴肝经循行所过，且脉弦，因此属于肝阳头痛。肝阳偏亢，风阳上扰，治疗应平肝潜阳，息风定痛，宁心安神。天麻甘平入肝经，能平降肝气。现代药理研究表明天麻中含有的天麻苷元和天麻苷可以抑制大脑中枢神经系统，起到良好的镇痛、镇静效果。龙骨、牡蛎平肝潜阳、重镇安眠。肝阳上亢，虚烦不寐，加酸枣仁养心安神助眠。肝风常易夹痰上扰，且肝木易克脾土，进而造成风痰上扰而头痛，患者舌苔白厚腻，平素易腹泻，因此注意运化中焦脾胃，加苍术、白术、茯苓健脾祛湿，远志、菖蒲豁痰开窍，葛根通阳止痛。二诊时患者头痛明显好转，但胃脘痞满，加枳实、砂仁消痞除满，达到肝脾共治之意。

（八）肝郁血虚头痛案

张某，女，60 岁。2021 年 4 月 8 日初诊。

主诉：反复头痛 30 余年。

刻下症：头痛，气喘，无咳嗽，无恶寒发热。善叹息，呼气则舒，口腔溃疡，口干欲饮，纳可，大便干结难解；眠差多梦易醒，偶疲倦，眼睑偏淡白，舌质偏暗，舌苔中厚腻偏黄满布，左脉缓，右脉结代。

既往史：高血压 3 年余，口服降压药控制可，脑垂体生长激素瘤术后 3 年，3 年前有严重贫血史。

辅助检查：甲状腺结节，肺部结节（0.5cm）。

西医诊断：高血压；脑垂体生长激素瘤术后 3 年。

中医诊断：头痛（肝郁血虚证）。

治法：疏肝理气，养血止痛。

处方：北柴胡 12g，麸炒枳实 20g，生赤芍 15g，当归片 15g，生川芎 15g，燀桃仁 12g，红花 10g，生丹参 12g，葛根 15g，白芷 15g，生川牛膝 15g，炒酸枣仁 30g，制远志 10g，石菖蒲 15g，生甘草 3g。

煎服方法：6 剂，水煎服，饭后半小时温服。

二诊（2021 年 4 月 15 日）：服前方后改善不明显，诸症仍有，头痛，眠差，服药后无大便稀。面色淡白，舌体胖大，舌尖红，苔微黄腻满布，双脉缓，关、尺部沉。上方去远志、葛根，加琥珀 15g，茯苓 25g，郁金 15g。6 剂，水煎服，饭后半小时温服。

三诊（2021 年 4 月 30 日）：头痛较前明显缓解，范围缩小至后枕部，胸闷气短减轻。咽喉有异物感，易咯灰白色痰，眠差，易醒，醒后口干、手麻，疲乏。面色淡白，舌质偏淡，苔薄白，双脉缓。上方去茯苓，易赤芍为白芍，加生黄芪 50g。6 剂，水煎服，饭后半小时温服。

四诊（2021 年 5 月 14 日）：头痛不显，欲调理甲状腺结节，夜晚口干欲饮，眠差易醒，醒后难以入睡。纳可，舌质偏暗，苔微黄，中部苔稍腻，脉缓。2021 年 5 月 13 日辅助检查：双肺散在小结节灶（0.2～0.5cm），部分小结节密度浅淡；肝内数个密度减低影，部分多系囊肿，性质待定；子宫肌瘤；甲状腺双侧叶结节；头部 MRI 示颅内未见明显异常，左侧筛窦炎变。上方去琥珀，加茯苓 25g。6 剂，水煎服，饭后半小时温服。

按：本案例为肝郁血虚头痛，患者既有善太息的肝郁表现，又有眼睑淡白的血虚表现。肝主疏泄，肝气郁结则全身气血运行不畅，头部气血亦受阻，不通则痛。肝藏血，肝血不足，脑窍失养，同时肝血不足进而导致肝主疏泄失常，影响气血运行。治法主要为疏肝理气，养血止痛。张老选用柴胡疏肝散疏肝理气止痛，佐以丹参、当归、红花、赤芍、桃仁、牛膝养血活血、祛瘀止痛，加远志、石菖蒲、茯苓利湿化痰开窍，以解神明之蒙蔽，葛根升发脾胃使清气上潮，白芷止痛。二诊时患者症状无明显改变，张老辨证后未改原方，加琥珀、郁金平肝，患者服用后头痛明显缓解。三诊时效不更方，加黄芪补气，增强补益之力。四诊时头痛基本消失，欲调理甲状腺结节，甲状腺结节在中医属"瘿瘤"的范畴，病机为气滞血瘀，所以仍用上方，加茯苓健脾化湿。

（九）肝阳上亢、痰热扰神头痛案

李某，女，52 岁。2020 年 11 月 5 日初诊。

主诉：头痛多年。

刻下症：颠顶部压痛，太阳穴附近疼痛，自觉手脚心发热，疲乏。舌淡红苔薄白，右脉中取微弦，左脉弦。胸部 CT 示双肺结节。

既往史：重度焦虑，高血压性心脏病。

西医诊断：抑郁性神经症；高血压。

中医诊断：头痛（肝阳上亢，痰热扰神证）。

治法：平肝息风，化痰利胆。

处方：茯苓 25g，玄明粉 10g，天麻 10g，炒僵蚕 10g，法半夏 15g，麸炒枳实 15g，制远志 10g，石菖蒲 15g，生黄连 10g，炒酸枣仁 15g，茯神 15g，酒川芎 15g，盐知母 10g，盐黄柏 10g，生甘草 3g。

煎服方法：6 剂，水煎服，饭后半小时温服。

二诊（2020 年 12 月 10 日）：服前方心情好转，头痛大减，余头顶紧绷感。未诉手足心发热。咳嗽，自觉气喘。舌红，苔薄微黄较满布，中取脉弦。

处方：茯苓 25g，玄明粉 10g，天麻 12g，炒僵蚕 10g，法半夏 15g，麸炒枳实 15g，制远志 10g，石菖蒲 15g，生黄连 10g，炒酸枣仁 30g，茯神 15g，酒川芎 15g，盐知母 10g，盐黄柏 10g，生甘草 3g，槐花 15g。

煎服方法：6 剂，水煎服，饭后半小时温服。

按：抑郁性神经症又称心境恶劣障碍，指以持久的心境低落状态为特征的一种神经症，常伴有焦虑、躯体不适感和睡眠障碍，但无明显的运动性抑制或精神症状。该病多属中医"郁证"，其成因多与生活事件有关，病位在心、肝、胆。心藏神，肝主疏泄，胆与肝同司疏泄，共主勇怯，胆之决断来自肝之谋虑，少阳之气升发又助肝之疏泄，胆腑升发失常则木郁不达，继而气郁生痰化热，痰热内扰，失其中正决断之力，则出现胆怯易惊、焦虑、紧张等症状。颠顶、太阳穴属厥阴肝、少阳胆经循行所过，患者因情志原因肝失疏泄，胆火上逆，故颠顶、太阳穴处疼痛，故张老以指迷茯苓丸合酸枣仁汤加减化裁。药用茯苓、半夏、枳实、玄明粉燥湿消痰；天麻、僵蚕平肝安神；黄连、茯苓、半夏、枳实清胆腑痰热；神志疾病责之于心，加酸枣仁、茯神养心安神。手脚心发热乃相火重，加知母、黄柏清下焦热；菖蒲、远志除湿安神，川芎活血止痛；同时给予患者心理疏导。二诊时效不更方。张老认为接诊此类患者时当以诚恳认真的态度耐心倾听患者的描述，体察病情，同情其苦，劝慰鼓励。这既是收集病情的需要，为接下来的药物治疗打下医患相互信赖的基础，也是心理治疗的一部分，更是治疗该病的关键所在。

（十）风痰上扰、风阳内动手颤案

蒙某，男，72 岁。2021 年 5 月 14 日初诊。

主诉：反复手震颤 10 余年。

刻下症：手震颤 10 余年，右侧耳鸣 3 个月余，近 1 周头晕目眩，头重脚轻，晨起口苦口黏，夜间反酸，胸闷不舒，纳欠佳，寐差，大便偏干，舌质胖大，舌色偏红，苔薄微黄，左脉弦微数，右脉浮弦微数。

诊断：颤证（风痰上扰，风阳内动证）。

治法：化痰息风，平肝潜阳。

处方：法半夏 15g，麸炒苍术 15g，生白术 15g，茯苓 20g，天麻 15g，钩藤 15g（后下），煅磁石 15g，郁金 15g，石菖蒲 15g，生甘草 3g，生龙骨 30g（先煎）。

煎服方法：6 剂，水煎服，饭后半小时温服。

二诊（2021 年 5 月 28 日）：服前方后手颤动、耳鸣、头晕目眩均稍减轻，头重脚轻，步态不稳，晨起口苦口黏，夜间反酸，胸闷不适。舌质胖大，边有齿痕，舌色偏红，苔薄黄，脉弦。

处方：法半夏 15g，生白术 15g，茯苓 20g，陈皮 15g，天麻 15g，钩藤 15g（后下），煅磁石 15g，郁金 15g，石菖蒲 15g，生甘草 3g，生龙骨 30g（先煎），桃仁 12g，川芎 15g，白芷 12g。

煎服方法：6 剂，水煎服，饭后半小时温服。

按：清代张璐《张氏医通·颤振》认为震颤病因多为风、火、痰、虚。本病临床多虚实夹杂，以肝肾阴虚、气血不足为本，风火痰瘀等病理产物为标。肝为风木之脏，体阴用阳，肝风上扰，痰、火、瘀等阻遏脑窍，神机失用而发病。

由于本病多见于中老年，常在本虚基础上有标实，故治疗应重视补益肝肾，以治病求本；平肝息风以治标，同时结合兼夹情况随证治之。本案患者头目眩晕较重，风痰上扰，蒙蔽清阳，故眩晕；内有痰热，故口苦口黏；痰阻气滞，升降失司，故胸脘不适。急则治标，治当化痰息风，平肝潜阳，以半夏白术天麻汤加减。方中半夏燥湿化痰，降逆止呕；天麻平肝息风，而止头眩，两者合用，为治风痰眩晕头痛之要药，正如李东垣在《脾胃论》中说："足太阴痰厥头痛，非半夏不能疗；眼黑头旋，风虚内作，非天麻不能除。"以白术、茯苓、苍术健脾祛湿，以治生痰之源；张老常用郁金、石菖蒲药对以化痰开窍，恢复脑之神机；煅磁石、龙骨重镇潜阳，亦是张老临床常用药对，同时磁石能聪耳明目；钩藤清热平肝，息风定惊；甘草和中调药。二诊患者症状已减轻，效不更方，续法加桃仁、川芎、白芷、陈皮。白芷祛风通窍燥湿；陈皮理气化痰，俾气顺则痰消；加桃仁活血化瘀，其意取自何廉臣"凡用清凉，须防冰伏，必佐活血疏畅，恐凝滞气血也"（《重订广温热论》）。天麻和川芎是张老常用的药对。天麻味甘，甘缓急故降肝之逆气；川芎味辛，血中气药，行气活血。二药合用能补肝之体，行肝之用，对于流利气血、通畅血脉殊有妙用。患者久病，且老年肝肾亏虚，故后续以知柏地黄丸合天麻钩藤饮等方调养，震颤稍控制。

（十一）肝风夹痰热内扰血痹案

廖某，女，85岁。2021年3月26日初诊。

主诉：左手麻木不适2个月余。

刻下症：左手麻木不适，有血管搏动感，双下肢乏力，不疲乏，无流涎、口眼㖞斜等，情绪平稳，纳可，寐差，梦多，大便偏干，舌质偏红，舌苔薄腻微黄，左脉浮微弦细数，右脉微弦微数。有高血压、阵发性心房颤动病史，血压控制不稳定。

诊断：血痹（肝风夹痰热内扰证）。

治法：平肝息风，清热化痰。

处方：天麻5g，钩藤10g（后下），煅石决明10g，炒决明子10g，槐角10g，牡丹皮10g，薏苡仁10g，炒冬瓜子12g，豨莶草12g，干益母草10g，生甘草 3g，甘松 10g。

煎服方法：6 剂，水煎服，饭后半小时温服。

二诊（2021 年 4 月 2 日）：服前方后血管搏动感明显缓解，仍左手麻木不适，双下肢乏力明显缓解。舌质稍胖大，苔薄白满布，多津，左脉弦细微数，右脉弦微数。现血压正常。

处方：天麻 5g，钩藤 10g（后下），煅石决明 10g，炒决明子 10g，槐角 10g，牡丹皮 10g，薏苡仁 10g，炒冬瓜子 12g，豨莶草 12g，干益母草 10g，生甘草 3g，甘松 10g，炒僵蚕 5g，丹参 10g。

煎服方法：6 剂，水煎服，饭后半小时温服。

三诊（2021 年 4 月 9 日）：服药后左手麻木及睡眠较前改善，但仍多梦，夜间口渴欲饮，阵发性心悸，纳可，服药后大便稀，舌质偏暗，苔薄白微腻，脉浮微弦微数。

处方：天麻 5g，钩藤 10g（后下），炒决明子 10g，槐角 10g，牡丹皮 10g，豨莶草 12g，生甘草 3g，甘松 10g，炒僵蚕 5g，丹参 10g，生龙骨 12g（先煎），生牡蛎 12g（先煎）。

煎服方法：6 剂，水煎服，饭后半小时温服。

按：肝主筋，脾主肌肉，患者以麻木、血管搏动为主要表现，故病位在肝、脾。肝藏血主疏泄，气机逆乱，则血行异常，血不濡养筋脉故可见手麻；肝为风木之脏，肝阳、肝风易动，故血管搏动感明显；痰湿夹肝火上逆，魂神不安，故不寐多梦；肝火冲逆，离宫震动，故阵发性心悸。张老以天麻、钩藤平肝息风化痰；石决明咸寒质重，功能平肝潜阳，并能除热明目，合天麻、钩藤加强平肝息风之力；决明子、槐角清肝，且决明子润肠通便，槐角、牡丹皮清热凉血，牡丹皮、益母草清热活血，共用以清肝凉血活血；薏苡仁、冬瓜子利湿化痰；豨莶草祛风湿，通利关节。诸药合用，使风息痰化火降，故能见效。二诊在此基础上加入僵蚕、丹参，丹参凉血化瘀以畅血行。天麻和僵蚕是张老常用的药对，张老用僵蚕最推崇杨栗山之阐述，认为其"味辛苦气薄，喜燥恶湿，得天地清化之气，轻浮而升阳中之阳，故能胜风除湿，清热解郁，从治膀胱相火，引清气上朝于口，散逆浊结滞之痰也"（《伤寒瘟疫条辨》）。张老用这一药对，乃升降并用以化痰湿平肝降气，故能速效。三诊患者阵发性心悸，其余症状已缓解，加龙骨、牡蛎镇心安神；大便稀，故去石决明、薏苡仁、冬瓜仁等。

十一、耳鼻咽喉疾病

（一）风邪袭表鼻渊案

王某，女，9岁。2020年10月16日初诊。

主诉：鼻塞1年余。

刻下症：鼻塞，鼻痒，流清涕，无喷嚏，打鼾，无咳嗽咯痰，纳可，大便黏滞，舌尖红，苔薄黄，右脉浮缓，左脉细缓。

西医诊断：鼻窦炎。

中医诊断：鼻渊（风邪袭表证）。

治法：疏风清热。

处方：辛夷10g，防风10g，麻黄3g，黄芩10g，桔梗10g，玄参10g，生甘草3g。

煎服方法：6剂，水煎服，饭后半小时温服。

二诊（2020年10月23日）：服前方鼻炎症状缓解，鼻塞稍减轻，鼻痒、打喷嚏、流清涕，鼻腔稍干燥，偶用力时有鼻衄，鼻塞严重时可影响睡眠，口臭，无咳嗽、咽痛，无汗出、畏寒，纳可，大便可，舌尖红，苔薄黄，右脉浮缓，左脉细缓。患儿母亲述接种甲流疫苗后鼻塞症状明显。

处方：辛夷10g，防风10g，麻黄3g，细辛2g，玄参10g，麦冬5g，白芍3g，淡豆豉5g，生甘草3g。

煎服方法：6剂，水煎服，饭后半小时温服。

三诊（2020年10月27日）：服前方鼻塞缓解，昼轻夜重，晨起仍有喷嚏、清涕，手心汗多，舌尖红，苔少微黄，脉微数。

处方：荆芥10g，辛夷12g，防风10g，麻黄3g，细辛2g，黄芩10g，麦冬10g，生甘草3g。

煎服方法：6剂，水煎服，饭后半小时温服。

按：中医鼻窦炎称为鼻渊，是临床常见的五官科疾病。中医认为鼻渊的发病由外邪袭肺或者脏腑功能失调所致。患儿鼻塞、鼻痒、流清涕，舌尖红，苔薄黄为风热在表，故予疏风清热法治之。辛夷辛温发散风寒，通鼻窍，防风辛甘温祛风解表，麻黄辛温解表宣肺，三药合用疏风解表；黄芩、桔梗、玄参清热解毒，桔梗还可排脓；6剂药后患儿症状有所缓解。二诊时因鼻腔干燥伴鼻衄，考虑内有郁热，加小剂量细辛以加强祛风解表通窍之功，淡豆豉解表宣郁，麦冬、白芍滋阴。三诊仍有喷嚏、流清涕，表邪未尽，予荆芥、辛夷、防风、麻黄、细辛疏风解表，黄芩清热燥湿、泻火解毒，麦冬养阴生津，防辛温药太过伤阴。同时配合鼻冲洗等外治法，诸法合用，使病情缓解。

（二）肝胆郁热、上扰清窍、肺气不宣鼻渊案

李某，女，64岁，2021年9月10日初诊。

主诉：头痛3个月余。

刻下症：头痛，主要为前额痛，每日发作，畏风畏寒，腰、双肩痛，夜间口干口苦。眠差，每晚睡2～3小时，烦躁，疲倦，便溏，每天2～3次。右脉弦微数，舌偏红，苔薄黄欠润。

辅助检查：头颅MRI（2021年7月26日）示脑萎缩，空泡蝶鞍，双侧筛窦、上颌窦炎。腰椎MRI示腰1～5锥体骨质增生，腰5/骶1椎间盘变性并突出（中央型）。

西医诊断：鼻窦炎。

中医诊断：鼻渊（肝胆郁热，上扰清窍，肺气不宣证）。

治法：通窍止痛，平肝息风。

处方：天麻12g，炒苍耳子10g，白芷15g，炒蔓荆子15g，生黄芩15g，生黄连10g，天花粉10g，石菖蒲15g，炒酸枣仁50g，灵芝12g，合欢花30g，生甘草3g，生川芎15g。

煎服方法：6剂，水煎服，饭后半小时温服。

二诊（2021年10月1日）：服上方后头痛明显缓解，近日头痛反复，颠顶为主，偶喷嚏，无鼻塞，胃脘痞满，左眼结膜充血，平素有膝关节和脚踝反复水肿，烦躁，口苦口黏，眠差，舌微红，苔薄白，双脉弦。

处方：天麻12g，炒僵蚕12g，菊花15g，酒赤芍15g，炒苍耳子10g，白芷15g，酒川芎20g，威灵仙10g，炒酸枣仁50g，酒地龙12g，天花粉10g，盐知母10g，生甘草3g。

煎服方法：6 剂，水煎服，饭后半小时温服。

三诊（2021 年 10 月 15 日）：头痛减轻，隔天发作，以太阳穴、颈项部为主，畏风，口苦口黏减轻，眠差，易醒，醒后烦躁难以复睡，自觉咽喉部有痰，咳之不出，咽之不下，纳可，大便可。舌暗红，苔薄黄较满布，右脉微弦，左脉弦。

处方：天麻 15g，僵蚕 12g，白芷 15g，蔓荆子 15g，茯神 15g，知母 12g，酸枣仁 50g，川芎 20g，制远志 10g，石菖蒲 15g，菊花 15g，赤芍 15g，甘草 3g，苦丁茶 12g。

煎服方法：6 剂，水煎服，饭后半小时温服。

按：鼻窦炎以鼻流脓涕、副鼻窦区疼痛为主要特点，可伴有头痛、发热等症状。此案患者头痛日久，检查显示双侧筛窦、上颌窦炎，属于中医鼻渊范畴，治疗用苍耳子散加减，祛风通窍止痛，头痛较重加蔓荆子。鼻为肺之窍，与肺同属太阴，为阳明表里。阳明热毒淫于经脉，故见鼻旁、前额或眉棱疼痛。张老参阅陆九芝等的研究，认为葛根芩连汤化裁可以清解阳明之热，可引申为治疗鼻窦炎之主方。同时患者兼有烦躁、口干口苦、脉弦数、舌红苔黄腻等症，加天麻、僵蚕平肝降气，酸枣仁养心安神助眠。二诊头痛较上次轻，左眼结膜充血，故加僵蚕、菊花平肝。三诊时患者诉头痛以太阳穴、颈项部为主，故复加蔓荆子、白芷、苦丁茶等止痛，菖蒲、远志为张老常用药对，用以化痰开窍。

（三）肝火犯肺梅核气案

刘某，男，65 岁，2020 年 4 月 30 日初诊。

主诉：反复咽喉痰黏异物感 3 个月余。

刻下症：咽喉痰黏异物感，咽喉痒甚，喜清嗓样咳，口干口苦，鼻流清涕，面潮红，汗多，二便可。舌质暗红，苔厚腻，染苔，右脉浮弦，左脉弦。

西医诊断：慢性咽喉炎。

中医诊断：梅核气（肝火犯肺证）。

治法：凉肝清肺，祛风化痰。

处方：菊花 15g，炒辛夷 15g，防风 15g，蜜麻黄 10g，蜜桑白皮 15g，地骨皮 15g，紫苏叶 15g，麸炒枳壳 20g，生黄芩 15g，金荞麦 20g，法半夏

15g，茯苓 20g，生甘草 3g，桔梗 12g，燀苦杏仁 12g。

煎服方法：6 剂，水煎服，饭后半小时温服。

二诊（2020 年 5 月 14 日）：服前方后咽喉痰黏感仍明显，阵发性咽痒明显，下午 5～8 时尤甚，闻刺激性气味易发作，含服金嗓子等含片可缓解，咯黄痰，痰黏难咯，胸闷气紧，纳可，二便正常。面潮红，舌质红，苔黄厚，右脉浮弦，左脉中取微弦。

处方：蝉蜕 10g，炒蒺藜 15g，菊花 15g，炒栀子 10g，牡丹皮 10g，青黛 10g，麸炒枳壳 20g，桔梗 15g，法半夏 15g，茯苓 20g，金荞麦 30g，生甘草 3g，前胡 20g。

煎服方法：6 剂，水煎服，饭后半小时温服。

三诊（2020 年 5 月 28 日）：服上方后痰量有所减少，现下午 3 时左右咽部痰黏感明显，色黄，量少，闻刺激性气味则咳，稍胸闷气喘，面潮红，纳眠一般，二便尚可。右脉弦浮，左脉弦细偏沉，苔黄厚满布。

处方：蝉蜕 10g，炒蒺藜 15g，菊花 15g，青黛 10g，炙麻黄 5g，杏仁 12g，麸炒枳壳 20g，桔梗 15g，法半夏 15g，茯苓 20g，金荞麦 30g，生甘草 3g，前胡 20g，黄芩 15g。

煎服方法：6 剂，水煎服，饭后半小时温服。

四诊（2020 年 7 月 1 日）：服上方后咽喉异物感减轻，痰量减少，现下午 3～8 时咽部痰黏感稍明显，痰黏难咯，以白色痰为主，胸闷，咯痰后减轻，舌苔厚水滑，脉弦微数。

处方：蝉蜕 10g，炒蒺藜 15g，矮地茶 15g，桑白皮 20g，菊花 15g，麸炒枳壳 30g，桔梗 15g，法半夏 15g，茯苓 30g，金荞麦 30g，生甘草 3g，前胡 20g，黄芩 15g，薏苡仁 20g，冬瓜子 20g。

煎服方法：6 剂，水煎服，饭后半小时温服。

五诊（2020 年 7 月 15 日）：服上方后咽喉痰黏感明显减轻，咽痒，咯白痰为主，偶有黄痰，气短气喘，纳眠可，两颧潮红，舌红苔黄厚多津痰，左脉沉缓，右脉缓。

处方：蝉蜕 10g，麸炒枳壳 30g，桔梗 15g，法半夏 15g，茯苓 20g，化橘红 15g，金荞麦 30g，补骨脂 30g，蛤蚧粉 6g，山茱萸 15g，煅紫石英 15g，生甘草 3g。

煎服方法：6 剂，水煎服，饭后半小时温服。

按：《黄帝内经》言"五脏六腑皆令人咳，非独肺也"。患者咽喉异物感、咳嗽、面色潮红、口干口苦、脉弦为肝火犯肺证，故治以清泄肝火，宁肺止嗽。以菊花入肝、肺经，清肝肺之热；泻白散清泄肺热，止咳平喘；患者咽痒甚，故予辛夷、防风、紫苏叶祛风止咽痒；张老治疗咳嗽，对于上焦肺气郁闭较重者，常予三拗汤加减，取麻黄、杏仁一宣一降，开达肺气而定咳喘；中焦痰阻者，予枳桔二陈汤加减，运脾温中、燥湿除痰，并加黄芩苦以清降，金荞麦清热化痰。但一诊效不佳，张老分析为肝火太旺之由，病重药轻，故二诊予菊花、栀子、牡丹皮、青黛、刺蒺藜共同加强清肝之力。服药后咳、痰即好转，三、四诊效不更方，酌情随症加减。五诊患者咽喉痰黏感已明显好转，肝热已清，故中病即止；伴有气喘、气短，脉沉缓，张老根据三焦划分，认为喘常属下焦，肾不纳气，加用补骨脂、蛤蚧粉、山茱萸、煅紫石英奠下补肾纳气，与宣上、运中并举，故可显效。

（四）肺脾两虚喉痹案

曾某，男，24 岁。2021 年 12 月 16 日初诊。

主诉：长期咽喉异物感。

刻下症：长期咽喉异物感，喜清嗓，晨起咯黄痰，咽痛，晨起有鼻涕，偶有鼻涕中带血丝，鼻咽交界处干，饮水多仍感口干，疲乏，寐差，阵发性心慌，汗多，动则加重，夜间无盗汗，无手足心发热，睡眠治疗差，近一周食欲欠佳，无腹胀、胃胀，大便每日一解，不成形。舌边尖红，苔薄黄，欠润，脉滑微数。

既往史：肺结核病史，已按结核标准完成治疗，复查病灶已钙化吸收。

诊断：痰证（肺脾两虚证）。

治法：养阴润肺，健脾化痰。

处方：北沙参 15g，生黄芪 15g，黄精 15g，山药 15g，茯苓 15g，麦冬 15g，浙贝母 10g，枳壳 20g，桔梗 12g，墨旱莲 20g，酸枣仁 30g，百合 15g，甘草 3g，石斛 10g。

煎服方法：6 剂，水煎服，饭后半小时温服。

二诊（2021 年 12 月 23 日）：服药后睡眠明显好转，大便仍稍有不成形，咽痛明显好转，仍有咽喉异物感，晨起有痰，色白，咯痰后觉舒，平素少痰，上周六出现一次痰中带血。稍疲乏，纳差，舌淡红，苔薄黄，欠润，脉沉缓。

处方：人参 15g，生黄芪 15g，黄精 15g，山药 15g，茯苓 15g，浙贝母 10g，枳壳 20g，桔梗 12g，建曲 10g，扁豆 15g，薏苡仁 15g，砂仁 10g，甘草 3g，莲子肉 12g。

煎服方法：6 剂，水煎服，饭后半小时温服。

三诊（2021 年 12 月 30 日）：服药后睡眠改善、食欲较前好转。现晨起咽喉不适，自觉咽部有少量痰，白天偶咽痒则干咳，大便正常，舌苔基本正常，双脉缓。

处方：人参 15g，生黄芪 15g，黄精 15g，山药 15g，茯苓 15g，浙贝母 10 g，枳壳 20g，桔梗 12g，建曲 10g，扁豆 15g，薏苡仁 15g，砂仁 10g，甘草 3g，莲子肉 12g，橘红 15g。

煎服方法：6 剂，水煎服，饭后半小时温服。

按：本案例为肺脾两虚证。肺喜润恶燥，肺阴亏虚，阴虚生内热，热可灼津为痰，痰阻气机，导致肺气升降失常，肺气郁闭，痰邪郁闭于肺，日久化热，故患者咯黄痰；肺开窍于鼻，肺郁痰热，故鼻干，流鼻涕带血丝；患者兼有中焦脾虚，痰饮停聚，故饮不解渴，大便不成形。治当肺脾同调，养阴润肺，健脾化痰理气，张老予以沙参麦冬汤加减。沙参、麦冬养阴清热、润肺化痰，浙贝母清热化痰，枳壳、桔梗开宣肺气，恢复肺的宣发功能，布散津液于上，养肺阴，疗鼻干；加山药、茯苓健脾化痰理气，脾胃升降正常，布散水谷精微上输于肺，补土生金；黄精既能养阴润肺，又能健脾益气；石斛滋阴清热；酸枣仁、百合养心安神助眠。患者二诊时咯痰减少，睡眠、大便均有所好转，患者本脾胃虚弱，久用滋阴之品易碍脾，去沙参、麦冬，加建曲健脾和胃，加扁豆、砂仁、薏苡仁、莲子肉组成参苓白术散，补脾胃，益肺气。患者三诊时仍觉咽部有痰，此为脾虚不运，加橘红理气燥湿化痰。

十二、其他病证

（一）肝肾阴虚、痰瘀阻络面瘫案

石某，女，68 岁，2021 年 6 月 10 日初诊。

主诉：面瘫半年。

刻下症：面瘫半年，眼干涩，面部表情肌瘫痪、僵硬、浮肿，无流涎，纳可，寐差，大便可，舌质红，舌色不均，苔薄黄，左脉浮弦，右脉弦紧。

西医诊断：周围性面神经麻痹。

中医诊断：面瘫（肝肾阴虚、痰瘀阻络证）。

治法：滋阴疏肝通络。

处方：北沙参15g，麦冬15g，生地黄10g，川楝子5g，木瓜15g，白芍20g，蜈蚣1条，地龙15g，酸枣仁50g，灵芝15g，石菖蒲15g，郁金15g，甘草3g，山茱萸10g。

煎服方法：6剂，水煎服，饭后半小时温服。

二诊（2021年6月24日）：服前方眼干涩好转，面部肌肉仍僵硬，口唇麻木不适，舌红少苔中有少许裂纹，双脉浮弦微数。

处方：北沙参15g，麦冬15g，生地黄10g，川楝子5g，木瓜15g，白芍20g，蜈蚣1条，地龙15g，酸枣仁50g，灵芝15g，制天南星15g，天麻12g，僵蚕10g，白芷10g，甘草3g，山茱萸10g。

煎服方法：6剂，水煎服，饭后半小时温服。

按：患者面瘫长达半年之久，已错过最佳治疗期，单纯祛风通络效不佳。本案患者眼干、寐差、脉弦，辨证为肝阴虚证，治疗以滋阴疏肝通络为法，方选一贯煎加减。以生地黄、山茱萸补益肝肾，滋阴养血；北沙参、麦冬滋养肺卫，养阴生津，意在佐金平木，扶土制木；木瓜、白芍、酸枣仁酸甘敛阴，使肝体得养，柔肝舒筋；佐少量川楝子，疏肝泄热，理气复其条达之性；蜈蚣息风镇痉、通络止痛，地龙息风通络、清热定惊，张老认为全蝎较蜈蚣更燥，患者本已阴虚，故不用；菖蒲、郁金化痰通络；"邪之所凑，其气必虚"，灵芝补气安神，养肝益肾，改善睡眠。二诊时加天麻、僵蚕平肝潜阳祛风；制天南星、白芷燥湿化痰，祛风止痉。并嘱患者结合西医治疗，加用B族维生素营养神经。此类患者须注意避免长时间接受冷风刺激，保持稳定、积极的心态，适当热敷，配合康复治疗，加强面部肌肉的运动，综合治疗方能见效。

（二）气虚络阻痿证案

魏某，女，68 岁。2021 年 3 月 12 日初诊。

主诉：下肢痿软无力 6 个月余。

刻下症：下肢痿软无力 6 个月余，步履不便，双膝酸软疼痛，手足麻木，神疲乏力，自觉胸背痛，汗多，畏寒，甚四肢逆冷，口干口苦，舌质偏暗，苔少薄微黄、欠润，双脉沉缓。有冠心病病史。

辅助检查：头颅 MRI（2020 年 8 月 26 日）示右侧额叶及双侧侧脑室旁小缺血灶，双侧筛窦少许炎性改变。

诊断：痿证（气虚络阻证）。

治法：益气通络。

处方：人参片 10g，薤白 15g，麸炒枳壳 30g，制天南星 10g（先煎），炒僵蚕 10g，茯苓 25g，酒地龙 10g，豨莶草 15g，白附片 10g（先煎），麸炒白术 15g，生姜 12g，生白芍 10g，生甘草 3g。

煎服方法：6 剂，水煎服，饭后半小时温服。

二诊（2021 年 3 月 19 日）：服前方精神好转，双下肢乏力、活动不利情况改善，胸背痛明显缓解，手足麻木，双膝酸痛，午后或运动后加重，动则汗出，头胸部明显，眼涩伴视物模糊，咽喉异物感明显，少痰，咽干喜热饮，多食易饥，大便 2～3 日一行。舌质暗红，苔薄少，右脉沉缓，左脉缓。

处方：人参片 10g，薤白 15g，麸炒枳壳 30g，制天南星 10g（先煎），炒僵蚕 10g，茯苓 25g，酒地龙 10g，豨莶草 15g，白附片 10g（先煎），麸炒白术 15g，生姜 12g，生白芍 10g，生甘草 3g，紫苏叶 15g，生黄连 10g。

煎服方法：6 剂，水煎服，饭后半小时温服。

三诊（2021 年 3 月 26 日）：服药后双下肢乏力、活动不利明显改善，下肢仍有酸软疼痛，手足麻木好转，夜间手麻木更重，白昼活动后减轻，胃脘胀满不适，舌质暗红，苔薄少，脉缓。

处方：熟地黄 10g，山茱萸 15g，山药 15g，桂枝 15g，白附片 10g，制天南星 10g，炒僵蚕 10g，怀牛膝 15g，盐巴戟天 15g，豨莶草 15g，生甘草 3g。

煎服方法：6 剂，水煎服，饭后半小时温服。

四诊（2021 年 4 月 2 日）：服药后精神好转，双下肢痿软无力、活动不利明显改善，足麻，手酸软，活动后心悸、心累，汗多，汗出后稍恶寒，头胀痛，口燥不适，眠可，小便不畅，大便 2～3 日一行，舌质暗红，苔薄黄，右脉沉缓，左脉缓。

处方：白薇 12g，白附片 12g（先煎），生白芍 15g，生姜 10g，大枣 6g，生龙骨 30g（先煎），生牡蛎 30g（先煎），川芎 12g，怀牛膝 15g，盐巴戟天 15g，生甘草 3g。

煎服方法：6 剂，水煎服，饭后半小时温服。

五诊（2021 年 4 月 9 日）：服药后双下肢痿软、麻木明显改善，仍有活动后心悸、心累，手酸痛，口苦，小便少，大便稀，舌质暗红，苔薄黄，脉缓而尺部弱。

处方：白薇 15g，白附片 12g（先煎），生白芍 15g，生姜 10g，大枣 6g，生龙骨 30g（先煎），生牡蛎 30g（先煎），川芎 12g，怀牛膝 15g，盐巴戟天 15g，生甘草 3g，桂枝 12g。

煎服方法：6 剂，水煎服，饭后半小时温服。

六诊（2021 年 4 月 23 日）：服药后症状明显好转，现精神欠佳，膝关节稍酸软疼痛，左手麻木酸痛，足掌麻木，口干，轻微胃胀，寐差，磨牙，舌质暗红，苔薄黄，左脉缓，右脉缓偏沉。

处方：生黄芪 50g，桂枝 15g，生川芎 15g，生赤芍 15g，燀桃仁 12g，红花 10g，酒地龙 15g，怀牛膝 15g，炒酸枣仁 50g。

煎服方法：6 剂，水煎服，饭后半小时温服。

七诊（2021 年 4 月 23 日）：服药后症状明显好转，精神好转，睡眠明显改善，下肢痿软乏力明显好转，足掌稍麻，汗出减少，口干缓解，打嗝，纳可，服药后大便偏稀，舌质偏深红，苔薄黄，左脉缓，右脉缓偏沉。

处方：生黄芪 50g，桂枝 15g，生川芎 15g，生赤芍 15g，燀桃仁 12g，红花 10g，酒地龙 15g，怀牛膝 15g，炒酸枣仁 50g，生白芍 15g，山楂 15g。

煎服方法：6 剂，水煎服，饭后半小时温服。

随访患者病情稳定。

按：《内经》将痿证分为皮、脉、筋、骨、肉五痿，根于五脏虚损，且常相互传变。一般而言，以热证、虚证为多，虚实夹杂者亦不少见。临证常表现为因实致虚、因虚致实和虚实错杂的复杂病机。《内径》言"治痿独取阳明"，是指通过补脾胃、清胃火、祛湿热以滋养五脏的一种重要措施。《景岳全书》指出痿证并非尽是阴虚火旺，认为"元气败伤，则精虚不能灌溉，血虚不能营养者，亦不少矣"。编者体会，张老治疗久病的筋脉肌肉类疾病有以下特点：①首重扶正气。根据患者气血阴阳的不足补其不足。《内经》言："正气存内，邪不可干。"人体正气既有保护机体不被邪侵的作用，又有祛邪外出的作用，所以积极扶助正气，既有治疗作用，又有预防意义。本案患者病程已达半年之久，虚实夹杂，予以人参、附片、大剂量黄芪益气温阳，气行则血行畅通；白术、茯苓健脾，使气血生化有源并能杜生痰之源；熟地黄、山药、山茱萸、怀牛膝等补益肝肾，芍药、甘草滋阴和血，解痉止痛。②从多方位使络脉通畅。久病患者常虚实夹杂，或为痰阻，或为血瘀，或为风扰等，临证时根据阻络的原因，随证治之。若痰阻，常予陈皮、半夏、茯苓、苍术、白术、石菖蒲、郁金、远志、白芷、瓜蒌、天南星、桔梗等化痰通络；若为血瘀，予桃仁、红花、川芎、赤芍、丹参、牡丹皮、紫草、益母草等。本案患者初起有胸背痛，考虑胸阳不振，痰气结胸，故予薤白、枳壳、桂枝等通阳散结，并予制天南星、茯苓、白术、僵蚕化痰、祛风，地龙通经活络、豨莶草祛风湿利关节，川芎、生赤芍、燀桃仁、红花等活血化瘀。诸药合用使络脉通畅，故痿、痛、麻木等均好转。后续以黄芪桂枝五物汤加减益气温经，和血通痹而病愈。

（三）肝热脾湿月经先期案

付某，女，37 岁。2021 年 3 月 5 日初诊。

主诉：月经先期 1 年。

刻下症：月经先期 1 年，月经周期多提前 8～10 天，近两月提前超过 10 天，经期 8～10 天，月经量多色红，有血块，伴小腹隐痛、乳房胀痛，白带色白量多，质偏黏稠，经前面部痤疮，脾气急躁，夜间头颈部稍有汗出，无潮热，平素畏寒，纳可，入寐困难，寐差易醒，便秘，舌质淡红偏胖大，苔薄白，左脉沉而短数，右脉中取微弦而微数。

诊断：月经先期（肝热脾湿证）。

治法：清热疏肝，理气除湿。

处方：牡丹皮 12g，炒栀子 10g，青黛 10g，竹叶柴胡 12g，当归片 12g，麸炒白术 15g，茯苓 25g，绵萆薢 15g，石菖蒲 15g，炒酸枣仁 50g，醋香附 12g，生甘草 3g。

煎服方法：6 剂，水煎服，饭后半小时温服。

二诊（2021 年 3 月 12 日）：服前方后本次经期提前 4 天，现为经期第 3 天，经色偏暗，血块较前减少，伴小腹隐痛，乳房胀痛，面部痤疮，晨起右侧头晕，睡眠较前改善，纳可，大便偏干，舌淡红，苔薄白，左脉偏沉缓，右脉浮弦。

处方：牡丹皮 12g，炒栀子 10g，竹叶柴胡 12g，当归片 12g，麸炒白术 15g，茯苓 25g，石菖蒲 15g，炒酸枣仁 50g，醋香附 12g，生甘草 3g，郁金 15g，泽兰 15g。

煎服方法：4 剂，水煎服，饭后半小时温服，月经完即停药。

三诊（2021 年 3 月 18 日）：服前方后乳房胀痛明显缓解，本次月经先期 4 天，经期 7 天，白带黏稠，经前出现面部痤疮，脾气急躁，汗出湿衣后致咽喉肿痛 3 天，咽干，喉间有痰，颈项部畏寒，纳可，寐差易醒，入寐困难，大便可。舌质偏胖，舌质淡红，苔薄白，右脉中取微弦，左脉缓。

处方：生黄连 10g，炒栀子 10g，熟地黄 10g，当归片 10g，桔梗 12g，玄参 12g，射干 10g，炒酸枣仁 50g，灵芝 15g，石菖蒲 15g，生龙骨 30g（先煎），煅磁石 30g（先煎）。

煎服方法：6 剂，水煎服，饭后半小时温服。

四诊（2021 年 3 月 25 日）：服前方后情绪改善，晨起头昏沉，睡眠稍好转，但早醒，疲倦，平素畏寒。舌质胖大，淡红，苔薄白，左脉缓偏沉，右脉缓。患者诉既往有颈椎病病史。

处方：人参片 10g，炙黄芪 30g，麸炒白术 15g，当归片 12g，熟地黄 10g，山萸肉 15g，山药 15g，炒酸枣仁 50g，白附片 10g（先煎），桂枝 10g，葛根 15g，炙甘草 3g。

煎服方法：6 剂，水煎服，饭后半小时温服。

后患者因其他疾病就诊，诉此后月经提前 4～7 天不等。

按：月经先期的病因主要有气虚和血热。气虚则统摄无权，冲任不固；血热则热扰冲任，伤及胞宫，血海不宁，均可使月经先期而至。本案患者脾气急躁，面部痤疮，小腹隐痛、乳房胀痛，以肝经郁热为主；白带量多、色白、质稠，为夹脾湿。张老选用牡丹皮、栀子、青黛凉肝清热；柴胡、香附疏肝解郁，且香附能调经止痛；白术、茯苓健脾除湿；萆薢清热利湿、石菖蒲化痰除湿；当归辛甘，补血活血，调经止痛，润肠通便，补肝体调肝用；酸枣仁酸敛肝阳，补肝血，敛汗。凉肝药苦寒不可久用，二诊时患者症状已有所好转，且为月经期，气血下注相对亏虚，去青黛、柴胡、萆薢等有清热功效之药物；小腹隐痛、乳房胀痛明显，故治以疏肝解郁止痛，加用郁金活血止痛、行气解郁，泽兰活血调经祛瘀。三诊时寐差、白带黏稠、咽干咽痛为患者所苦，故换方对症治疗。对于不寐，张老临证常以龙骨、煅磁石为药对重镇安神，酸枣仁补肝养血安神，灵芝益气安神，多法合用，遵《临证指南医案·肝风》所言"介以潜之，酸以收之，味厚以填之"的育阴潜阳之法。石菖蒲一味，张老推崇王学权在《重庆堂随笔》中的论述："舒心气，畅心神，怡心情，益心志，妙药也。"对于带下黏稠、面部痤疮、性急躁，予黄连、栀子清热除湿；外感咽痛，予桔梗、射干宣肺利咽祛痰，玄参清热滋阴等。四诊时患者外感已除，平素畏寒、疲倦，长期月经量大，气血亏虚。有形之血不能速生，无形之气所当急固，且气不唯能生血，亦且能摄血，故以甘温重剂人参、蜜炙黄芪峻补肺胃之气；附片温阳化气；熟地黄、山茱萸、山药、白术补益肝脾肾，使气血生化有源；当归甘温养血；酸枣仁补益心肝，宁心安神；酌加桂枝、葛根以通阳缓解颈椎症状。药简力宏，针对性强，故能取速效。

（四）阴虚火旺盗汗案

林某，女，64 岁。2020 年 11 月 19 日初诊。

主诉：盗汗 1 个月。

刻下症：夜晚盗汗，主要是颈胸汗出多，眠差，纳少，肚脐周围胀，便秘，说话时语声低。舌红，舌苔微黄，右脉中取微弦。

既往史：支气管扩张，肺结节病。

诊断：盗汗（阴虚火旺证）。

治法：滋阴泻火。

处方：天麻 15g，牡丹皮 10g，生地黄 15g，生黄芩 15g，生黄连 5g，生黄柏 10g，秦艽 10g，炒酸枣仁 50g，石菖蒲 15g，生甘草 3g。

煎服方法：6 剂，水煎服，饭后半小时温服。

按：中医认为盗汗的病机多属于阴虚内热。《景岳全书》曰："盗汗者，寐中通身汗出，觉来渐收。诸古法云……盗汗者属阴虚，阴虚者阳必凑之。故阳蒸阴分则血热，血热则液泄而为盗汗也。"张老选用治疗阴虚火旺盗汗的常用方当归六黄汤加减化裁，方中黄芩、黄连、黄柏清热泻火，生地黄滋阴降火。患者眠差、脉微弦，为肝热扰神，《本草经解》云："天麻气平，禀天秋平之金气，味辛无毒，得地西方之金味，入手太阴肺经。得天地之金气独全，故为制风木之上药。"故佐以天麻以平肝；牡丹皮可清血中之热；酸枣仁、石菖蒲养心安神；黄柏、秦艽组成药对清营中之热。诸药合用，共奏滋阴泻火止汗之功。半年后患者因咳嗽复诊，未诉盗汗。